U0358453

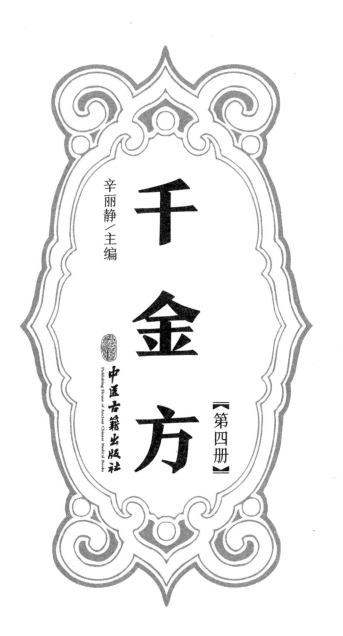

辛丽静／主编

千金方

中医古籍出版社
Publishing House of Ancient Chinese Medical Books

【第四册】

卷二十四　解毒并杂治方

解食毒第一

论一首　方三十九首

论曰：凡人跋涉山川，不谙水土，人畜饮啖，误中于毒，素不知方，多遭其毙，岂非枉横耶？然而大圣久设其法，以救活之。正为贪生嗜乐，忽而不学，一朝逢遇，便自甘心，竟不识其所以。今述神农黄帝解毒方法，好事者可少留意焉。

治诸食中毒方：

饮黄龙汤及犀角汁，无不治。饮马尿亦良。

治饮食中毒烦懑方：

以苦参三两，㕮咀，以酒二升半，煮取一升，顿服，取吐愈。

治食百物中毒方：

掘厕旁地深一尺，以水满坑中，取厕筹七枚烧令烟，以投坑中，乃取水汁饮四五升，即愈。急者不可得，但掘地着水，即取饮之。

又方：

服生韭汁数升。

又方：

含贝子一枚，须臾吐食物，瘥。

治食六畜肉中毒方：

各取六畜干屎为末，水服佳。若自死六畜肉毒，水服黄柏末方寸匕，须臾复与服佳。

又方：

烧小豆一升为末，服三方寸匕，神良。

又方：

水服灶底黄土方寸匕。

治食生肉中毒方：

掘地深三尺，取下土三升，以水五升，煮土五六沸，取上浮清者，饮一升立愈。

治食牛肉中毒方：

野狼牙烧灰，水服方寸匕，良（一作猪牙）。

又方：

温汤服猪脂良。

又方：

水煮甘草汁饮之。

治食牛马肉中毒方：

饮人乳汁良。

治食马肉血，洞下欲死方：

豉二百粒，杏仁二十枚。

上二味，㕮咀，蒸五升米下，饭熟捣之，再服令尽。

又方：

芦根汁饮以浴，即解。

治生食马肝毒杀人方：

牡鼠屎二七枚，两头尖者是。以水研饮之，不瘥更作。

治食野菜、马肝肉、诸脯肉毒方：

取头垢如枣核大吞之，起死人。

又方：

烧狗屎灰，水和绞取汁，饮之立愈。

又方：

烧猪骨为末，水服方寸匕，日三服。

治食百兽肝中毒方：

顿服猪脂一斤佳。亦治陈肉毒。

治食狗肉不消心中坚，或腹胀，口干大渴，心急发热，狂言妄语，或洞下方：

杏仁一升，合皮研，以沸汤三升和，绞取汁，分三服，狗肉完片皆出即安，良验。

治食猪肉中毒方：

烧猪屎为末，水服方寸匕。犬屎亦佳。

治漏脯（张文仲云：茅室漏水沾脯，为漏脯）毒方：

捣韭汁服之良，大豆汁亦得。

治郁肉（张文仲云：肉闭在密器中经宿者，为郁肉）湿脯毒方：

烧狗屎为末，水服方寸匕。凡生肉、熟肉皆不用深藏，密盖不泄气，皆杀人。又肉汁在器中密盖气不泄者，亦杀人。

治脯在黍米中毒方：

曲一两，盐二撮，以水一升煮，服之良。

治牛肝、射罔、诸脯毒，及饼䐥中毒方：

取贝子为末，水服如豆佳，不瘥更服。

人以雉肉作饼䐥，因食吐下治之方：

以犀角为末，服方寸匕，得静甚良。

治食鹅鸭肉成病，胸满面赤，不下食者方：

服秫米泔良。

治食鱼中毒方：

煮橘皮，停极冷，饮之立验（《肘后》云：治食鱼中毒，面肿烦乱者）。

治食鱼中毒，面肿烦乱，及食鲈鱼中毒欲死者方：

锉芦根，舂取汁，多饮良。并治蟹毒。亦可取芦苇茸汁饮之，愈。

治食鱼鲙及生肉，在胸膈中不化，吐之不出，便成癥瘕方：

厚朴三两、大黄二两。

上二味，㕮咀，以酒二升，煮取一升，尽服立消。人强者加大黄，用酒三升，煮取二升，再服之。

治食鱼鲙不消方：

大黄（切）三两、朴硝二两。

上二味，以酒二升，煮取一升，顿服之（仲景有橘皮一两。《肘后》云：治食猪肉遇冷不消必成癥，下之方，亦无橘皮）。

又方：

舂马鞭草，饮汁一升，即消去也。生姜亦良（《肘后》云：亦宜服诸吐药）。

又方：

鲌鱼皮烧灰，水服。无完皮，以坏刀装取之（一名鲛鱼皮，《古今录验》云：治食鯸鮧鱼伤毒）。

又方：

鱼皮烧灰，水服方寸匕。

又方：

鱼鳞烧灰，水服方寸匕。食诸鲍鱼中毒亦用之。

治食蟹中毒方：

冬瓜汁服二升，亦可食冬瓜。

治食诸菜中毒方：

甘草、贝齿、胡粉各等分。

上三味，治下筛，水服方寸匕。小儿尿、乳汁共服二升，亦好。

治食山中树菌中毒方：

人屎汁服一升良。

治食诸菌中毒方：

掘地作坑，以水沃中，搅令浊，澄清饮之（名地浆）。

解百药毒第二

论一首　解毒二十八条　方十二首

论曰：甘草解百药毒，如汤沃雪，有同神妙。有人中乌头、巴豆毒，甘草入腹即定。中藜芦毒，葱汤下咽便愈。中野葛毒，土浆饮讫即止。如此之事，其验如反掌，要使人皆知之。然人皆不肯学，诚可叹息。

方称大豆汁解百药毒，余每试之，大悬绝，不及甘草，又能加之为甘豆汤，其验尤奇。有人服玉壶丸治呕，不能已，百药与之不止，蓝汁入口即定。如此之事，皆须知之，此则成规，更不须试练也。解毒方中条例极多，若不指出一二，学者不可卒知，余方例尔。

石药毒：

用白鸭屎、人参汁。

雄黄毒：

用防己。

铁粉毒：

用磁石。

石毒：

用大豆汁、白鹅膏。

防葵毒：

用葵根汁。

大戟毒：

用菖蒲汁。

桔梗毒：

用白粥。

甘遂毒：

用大豆汁。

踯躅毒：

用栀子汁。

鸡子毒：

用醇醋。

马刀毒：

用清水。

野芋毒：

用土浆、人粪汁。

杏仁毒：

用蓝子汁。

百药毒：

用甘草、荠苨、大小豆汁、蓝叶根实汁。

金银毒：

用水银服数两即出，或鸡子清（一作汁）及屎白，烧猪脂和服。
水淋鸡屎汁煮葱白汁、鸭血及屎汁。

芫花毒：

用防己、防风、甘草、桂汁。

野葛毒：

用鸡子清、葛根汁、甘草汁、鸭头热血、猪膏、鸡屎、人屎。

藜芦毒：

用雄黄、温汤煮葱汁。

乌头、天雄、附子毒：

用大豆汁、防风、远志、枣肉、饴糖。

射罔毒：

用蓝汁、大小豆汁、竹沥、大麻子汁、藕汁、荠汁、六畜血、贝齿屑、蚯蚓屎。

半夏毒：

用生姜汁及煮干姜汁。

莨菪毒：

用荠苨、甘草、犀角、蟹汁、升麻。

野狼毒毒：

用杏仁、蓝汁、白蔹、盐汁、木占斯。

巴豆毒：

煮黄连汁、大豆汁、菖蒲汁、生藿汁（《肘后》云小豆藿），煮寒水石汁。

蜀椒毒：

用葵子汁、蒜汁、豉汁、桂汁、人尿、冷水、土浆、鸡毛烧吸烟及调水服。

斑蝥、芫青毒：

用猪膏、戎盐、大豆汁、蓝汁、巴豆、盐汤煮猪膏。

服药过剂闷乱者：

水和胡粉、水和葛粉、地浆、豉汁、蘘荷汁、粳米汁、干姜、黄连、饴糖、饮蓝汁、吞鸡子黄。

上解毒诸药，一例中有数味者，但得一味即是，不必悉具。

解诸菌毒：

掘地作坑，以水沃中，搅令浊，澄清饮之，名地浆。

解一切毒药发，不问草石，始觉恶即服此方：

豉二升，生麦门冬、葱白各八两。

上三味，㕮咀，以水七升，煮取二升半，分三服。

鸡肠草散　解诸毒方：

鸡肠草三分，茺蔚、升麻各四分，芍药、当归、甘草各二分，垩土一分，蓝子一合。

上八味，治下筛，水服方寸匕，多饮水为佳。若为蜂、蛇等毒虫所螫，以针刺螫上，血出，着药如小豆许于疮中，令湿瘥。如为射罔箭所中，削竹如钗股，长一尺五寸，以绵缠绕，水沾令湿，取药纳疮中，随疮深浅令至底止，有好血出即休。若服药有毒，水服方寸匕，毒解痛止愈。

解毒药散方：

茺蔚一分，蓝子（并花）二分。

上二味，七月七日取蓝，阴干捣筛，水服方寸匕，日三。

又方：

中毒者，取秦燕毛二七枚，烧灰服。

解一切毒方：

母猪屎水和服之。又水三升三合，和米粉饮之。

解鸩毒及一切毒药不止，烦懑方：

甘草、蜜各四分，粱米粉一升。

上三味，以水五升煮甘草，取二升，去滓，歇大热。纳粉汤中，搅令匀调，纳白蜜更煎，令熟如薄粥。适寒温饮一升。

治食莨菪闷乱，如卒中风，或似热盛狂病，服药即剧方：

饮甘草汁、蓝青汁即愈。

治野葛毒已死口噤者方：

取青竹去两节，柱两胁脐上，纳冷水注之，暖即易，须臾口开，开即服药，立活。惟须数易水。

治钩吻毒，困欲死，面青口噤，逆冷身痹方（《肘后》云：钩吻、茱萸、食芹相似，而所生之旁无他草，又茎有毛，误食之杀人）：

荠苨八两，㕮咀，以水六升，煮取三升，冷如人体，服五合，日三夜二。凡煮荠苨，惟令浓佳。

又方：

煮桂汁饮之。

又方：

啖葱涕佳。葱涕治诸毒。

治腹中有铁方：

白折炭刮取末，以井花水服三钱，不过再服。

解五石毒第三

论三首　方三十五首　证二十八条

论曰：人不服石，以庶事不佳，恶疮、疥癣、温疫、疟疾，年年常患，寝食不安，兴居常恶，非止己事不康，生子难育。所以石在身中，万事休泰，要不可服五石也。人年三十以上可服石药，若素肥充亦勿妄服。四十以上必须服之。五十以上，三年可服一剂；六十以上，二年可服一剂；七十以上，一年可服一剂。

又曰：人年五十以上，精华消歇，服石犹得其力。六十以上转恶，服石难得力。所以常须服石，令人手足温暖，骨髓充实，能消生冷，举措轻便，复耐寒暑，不着诸病。是以大须服之。凡石皆熟炼用之。凡石之发，当必恶寒头痛心闷，发作有时，状如温疟，但有此兆，无过取冷水淋之，得寒乃止。一切冷食惟酒须温，其诸解法备如后说。其发背疽肿方见二十二卷中。

又曰：凡服石人，慎不得杂食口味，虽百品具陈，终不用重食其肉，诸杂既重，必有相贼，积聚不消，遂动诸石，如法持心，将摄得所。石药为益，善不可加。余年三十八九尝服五六两乳，自是以来深深体悉，至于将息节度，颇识其性，养生之士宜留意详焉。然其乳石必须土地清白光润，罗纹鸟翾一切皆成，乃可入服。其非土地者，慎勿服之，多致杀人，甚于鸠毒。紫石、白石极须外内映澈，光净皎然，非尔亦不可服。寒石五石更生散方，旧说此药方，上古名贤无此，汉末有何侯者行用，自皇甫士安以降，有进饵者，无不发背解体，而取颠覆。余自有识性以来，亲见朝野仕人遭者不一，所以宁食野葛，不服五石，明其有大大猛毒，不可不慎也。有识者遇此方即须焚之，勿久留也。今但录主对以防先服者，其方已从烟灭，不复须存，为含生害也。

葱白豉汤 凡钟乳对术，又对栝楼，其治主肺，上通头胸。术动钟乳，胸塞短气。钟乳动术，头痛目疼。又钟乳虽不对海蛤，海蛤能动钟乳，钟乳动则目疼短气。有时术动钟乳，直头痛胸塞，然钟乳与术为患不过此也。虽所患不同，其治一也。发动之始，要有所由，始觉体中有异，与上患相应，宜速服此方：

葱白半斤，豉二升，甘草三两，人参三两（《外台》用吴茱萸一升）。

上四味，先以水一斗五升，煮葱白作汤，澄取八升，纳药煮取三升，分三服，才服便使人按摩摇动，口中嚼物，然后仰卧，覆以暖衣，汗出去衣，服汤热歇，即便冷，淘饭燥脯而已。若服此不解，复服甘草汤。

甘草汤方：

甘草三两，桂心二两，豉二升，葱白半斤。

上四味，合服如上法。若服此已解，肺家犹有客热余气，复服桂心汤。

桂心汤方：

桂心、麦门冬各三两，人参、甘草各二两，豉二升，葱白半斤。

上六味，合服如前法（此方与次后散发身体生疮麦门冬汤分两小异）。

杜仲汤　硫黄对防风，又对细辛，其治主脾肾，通主腰脚。防风动硫黄，烦热，脚疼腰痛，或嚏忿无常，或下利不禁。防风、细辛能动硫黄，而硫黄不能动彼，始觉发，便服此方：

杜仲三两，枳实、甘草、李核仁各二两，香豉二升，栀子仁十四枚。

上六味，合服如上法。若不能解，复服大麦奴汤。

大麦奴汤方：

大麦奴四两，甘草、人参、芒硝、桂心各二两，麦门冬半斤。

上六味，合服如上法。若服已解，脾肾犹有余热气，或冷，复服人参汤。

人参汤方：

人参、干姜、甘草、当归各一两，附子一枚。

上五味，合服如上法。

生麦门冬汤　白石英对附子，其治主胃，通主脾肾。附子动白石英，烦热腹胀。白石英动附子，呕逆不得食，或口噤不开，或言语难，手脚疼痛。始觉发，宜服此汤方：

生麦门冬四两，甘草、麻黄各二两，豉二升。

上四味，合服如上法，不解再服大黄汤。

大黄汤方：

大黄三两，豉二升，甘草二两，栀子仁三十枚（若烦，加细辛五两）。

上五味，合服如上法，频服得下便止，不下服尽。若热势未除，视瞻高而患渴者，复服栝楼根汤。

栝楼根汤方：

栝楼根、大麦奴各四两，甘草二两，豉二升，葱白半斤。

上五味，合服如上法，稍稍一两合服之，隐约得一升许，便可食少糜动口。若已解，胃中有余热，复服芒硝汤。

芒硝汤方：

芒硝、桂心各二两，李核仁二十一枚，白术一两，大枣二十枚，甘草、通草各三两。

上七味，合服如上法。若腹胀，去芒硝，用人参二两。

人参汤 紫石英对人参，其治主心肝，通主腰脚。人参动紫石英（《外台》作细辛、人参动紫石），心急而痛，或惊悸不得眠卧，恍惚忘误，失性发狂，昏昏欲眠，或愦愦喜嗔，或瘥或剧，乍寒乍热，或耳聋目暗。又防风虽不对紫石英，紫石英犹动防风（《外台》云：防风虽不对紫石英，而能动紫石英，为药中有人参，缘防风动人参，转相发动，令人心痛烦热），令人头项强，始觉服此方（《外台》服麻黄汤）：

人参、白术各三两，甘草（《外台》无）、桂心各二两，细辛一两，豉三升。

上六味，合服如上法。若嗔盛，加大黄、黄芩、栀子各三两。若忘误狂发犹未除，复服后列生麦门冬汤（《外台》：此方治礜石发）。

生麦门冬汤方：

生麦门冬、葱白各半斤，甘草三两，人参一两，豉二升。

上五味，合服如上法，温床暖覆，床下着火，口中嚼物使身稍汗，一日便解。若心有余热，更服参桂汤。

参桂汤方：

人参、防风、甘草各三两，桂心二两，白术、生姜各一两。

上六味，合服如上法。

大麦𪉩方　赤石脂对桔梗，其治主心，通主胸背。桔梗动石脂，心痛寒噤，手足逆冷，心中烦闷。赤石脂动桔梗，则头痛目赤，身体壮热。始觉发，宜温清酒饮之，随能否，须酒势行则解，亦可服此方：

大麦熬令汗出，燥止，勿令大焦，舂去皮，细捣绢筛，以冷水和服之（《千金翼》云：炒去皮，冷淘净，蒸令熟，曝干，熬令香，为末）。

葱白豉汤　礜石无所偏对，其治主胃，发则令人心急口噤，骨节疼强，或节节生疮。始觉发即服此方（《外台》云服麦门冬汤）：

葱白半斤，豉二升，甘草二两。

上三味，以水六升，煮取二升半，分三服。

若散发身体卒生疮，宜服**生麦门冬汤方**：

生麦门冬五两，甘草三两，桂心二两，人参一两半，葱白半斤，豉二升。

上六味，服如解钟乳汤法。

术对钟乳，术发则头痛目疼，或举身壮热，解如钟乳法。

附子对白石英，亦对赤石脂。附子发则呕逆，手脚疼，体强骨节痛，或项强，面目满肿。发则饮酒服𪉩自愈。若不愈，与白石英同解。

人参对紫石英。人参发则烦热头项强，与紫石英同解。

大黄黄芩汤　桔梗对赤石脂，又对牡蛎，又对茯苓。桔梗发则头痛目赤，身体壮热，解与赤石脂同。茯苓发则壮热烦闷，宜服此方：

大黄、黄芩、栀子仁各三两，葱白（切）、豉各一升。

上五味，㕮咀，以水六升，煮取二升半，分三服。

牡蛎发则四肢壮热，心腹烦闷，极渴。解法并与赤石脂同。

干姜无所偏对。

栝楼根汤　海蛤对栝楼。海蛤先发则手足烦热，栝楼先发则噤寒，清涕出，宜服此方：

栝楼根、甘草各二两，大黄一两，栀子仁十四枚。

上四味，合煎服如解钟乳法。

白石英发，先腹胀后发热。

石硫黄发，通身热兼腰膝痛。

礜石发，遍身发热兼口噤。

牡蛎发，头痛而烦满热。

茯苓发，直头痛。

桔梗发，头面热。

海蛤发，心中发热。以上除海蛤外宜浴。

紫石英发，乍寒乍热。

赤石脂发，心噤身热，头目赤。以上二味宜酒。

石硫黄、礜石、桔梗、牡蛎、茯苓，此五物发宜浴，白石英亦可小浴，其余皆不宜浴。礜石发，宜用生熟汤。茯苓发，热多攻头，即以冷水洗身渍之。

浴法　初热先用暖水，后用冷水，浴时慎不可洗头垂沐，可二三升灌之。凡药宜浴便得解即佳。如不瘥，可余治之。

赤石脂、紫石英发，宜饮酒，得酒即解。凡药发，或有宜冷，或有宜饮酒，不可一概也。

又一法云：寒食散发动者，云草药气力易尽，石性沉滞，独主胃中，故令数发。欲服之时，以绢袋盛散一匕，着四合酒中，塞其口，一宿后，饮尽之。其酒用多少，将御节度自如旧法。此则药石之势俱用。石不住胃中，何由而发？事甚验也（寒食散见《千金翼》卷十五）。

栀子豉汤　治食宿饭、陈臭肉及羹宿菜发者方：

栀子三七枚，香豉三升，甘草三两。

上三味，㕮咀，以水八升，煎取三升，分三服。亦可加人参、葱白。

葱白豉汤　治因失食发，及饮酒过醉发者方：

葱白一升，豉二升，干姜五两，甘草二两。

上四味，㕮咀，以水七升，煮取三升，分三服。不解，宜服**理中汤**，方：

人参、白术、甘草各三两，干姜二两。

上四味，㕮咀，以水六升，煮取三升，分三服。

人参汤　治因嗔怒太过发者方：

人参、枳实、甘草各九分，白术、干姜、栝楼根各六分。

上六味，㕮咀，以水九升，煮取三升，分三服。若短气者，稍稍数饮（《千金翼》云：主散发气逆，心腹绞痛，不得气息，命在转烛者）。

情色过多发，宜服黄芪汤（方本阙）。

将冷太过发，则多壮热，以冷水洗浴，然后用生熟汤五六石灌之，已，食少暖食，饮少热酒，行步自劳。

将热太过发，则多心闷，时时食少冷食。若夏月大热时，散发动，多起于渴饮多所致，水和炒粆服之，不瘥复作，以瘥为度。

冷热熨法　若大小便闭塞不通，或淋沥溺血，阴中疼痛，此是热气所致，用此法即愈：

其法先以冷物熨小腹，已，次以热物熨之，又以冷物熨之。若小便数，此亦是取冷所为，暖将调理自愈。

治药发下利者方：

干服豉即断，能多益佳。

槟榔汤 凡服散之后，忽身体浮肿，多是取冷过所致，治之方：

槟榔三十枚，捣碎，以水八升，煮取二升，分二服（《千金翼》云：子捣作末，下筛，㕮咀其皮，以汤七升，煮取二升，去滓，纳子末，为再服）。

治凡散发疮肿方：

蔓菁子（熬）、杏仁、黄连、胡粉各一两，水银二两。

上五味，别捣蔓菁子、杏仁如膏，以猪脂合研，令水银灭，涂上，日三夜一。

治散发赤肿者方：

生地黄五两，大黄一两，生商陆三两，杏仁四十枚。

上四味，切，醋渍一宿，猪膏一升，煎商陆令黑，去滓摩肿上，日三夜一。

治散发生细疮者方：

黄连、芒硝各五两。

上二味，㕮咀，以水八升，煮黄连，取四升，去滓。纳芒硝令烊，渍布贴疮上，数数易换，多少皆着之。

治散发疮痛不可忍方：

冷石（即滑石）三两，治下筛，粉疮上，日五六度，即燥，须臾痛亦定。

治服散忽发动方：

干姜五两，㕮咀，以水五升，煮取三升，去滓。纳蜜一合，和绞，顿服，不瘥重作。

鸭通汤 解散除热方：

白鸭通五升，沸汤一斗半淋之，澄清取汁二斗。豉三升，麻黄八两，栀子仁二十枚，麻黄八两，冷石二两，甘草五两，石膏三两。

上七味，五味㕮咀，以鸭通汁煮取六升，去滓。纳豉煮三沸，分服五合。若觉体冷，小便快，阔其间，止后服。若热犹盛，小便赤，促服之，不限五合。宜小劳，当渐进食，不可令食少，但勿便多耳。

解散 治盛热实，大小便赤方：

升麻、大黄、黄连、黄柏、甘草各三两，黄芩四两，芍药六两，栀子仁十四枚，竹叶（切）、豉各一升，白鸭通五合。

上十一味，㕮咀，以水三斗，先煮鸭通、竹叶，取一斗二升，去滓澄清。取一斗，次纳药，煮取三升，分三服。若上气者，加杏仁五合；腹满，加石膏三两。

下散法 治药发热困方（《千金翼》云：凡散数发热，无赖，下去之。又云诸丹及金石等同用之）：

黍米三升作糜，以成煎猪脂一斤和，令调。宿不食，旦空腹食之，令饱，晚当下药，神良。不尽热发，更合服之。

又方：

肥猪肉五斤，葱白、薤各半斤。

上三味，合煮，治如食法，宿不食，旦服之令尽，不尽，明日更服。

又方，治发动，数数患热困，压药，下之方：

以猪肾脂一具，不令中水，以火炙，承取汁，适寒温。一服三合，每日夜五六服，多至五六升。二日，稍随大便下。

又方：

作肥猪肉臛一升，调如常法，平旦空腹顿服令尽。少时腹中雷鸣，鸣定药下。随以器盛取，用水淘之得石。不尽，更作如前服之。

蛊毒第四

论一首六条　方二十首

论曰：蛊毒千种，种种不同，或下鲜血，或好卧暗室，不欲光明，或心性反常，乍嗔乍喜，或四肢沉重，百节酸痛，状貌说不可尽。亦有得之三年乃死，急者一月或百日即死。其死时，皆从九孔中或于胁下肉中出去，所以出门常须带雄黄、麝香、神丹诸大辟恶药，则百蛊、猫鬼、狐狸、老物精魅，永不敢着人。养生之家大须虑此。俗亦有灸法，初中蛊，于心下捺便大炷灸一百壮，并主猫鬼，亦灸得愈。又当足小趾尖上灸三壮，当有物出。酒上得者有酒出，饭上得者有饭出，肉菜上得者有肉菜出，即愈，神验，皆于灸疮上出。

凡中蛊毒，令人心腹绞痛，如有物啮，或吐下血皆如烂肉，若不即治，蚀人五脏，尽乃死矣，欲验之法，当令病患唾水。沉者是蛊，不沉者非蛊也。

凡人患积年，时复大，便黑如漆，或坚或薄或微赤者，皆是蛊也。

凡人忽患下血，以断下方治更增极者，此是中蛊者也。

凡卒患血痢，或赤或黑，无有多少，此皆是蛊毒。粗医以断痢药处之，此大非也。

世有拙医，见患蛊胀者，遍身肿满，四肢如故，小便不甚涩，以水病治之。延日服水药，经五十余日望得痊愈，日复增加，奄至陨殁，如此者不一。学者当细寻方意，消息用之，万不失一。医方千卷，不尽其理，所以不可一一备述云耳。

凡人中蛊，有人行蛊毒以病患者，若服药知蛊主姓名，当使呼唤将去。若欲知蛊主姓名者，以败鼓皮烧作末，饮服方寸匕，须臾自呼蛊主姓名者，可语令去，则愈。又以蛇涎合作蛊药，着饮食中，使人得瘕病。此二种积年乃死，疗之各自有药。江南山间人有此，不可不信之。

太上五蛊丸　治百蛊，吐血伤中，心腹结气，坚塞咽喉，语声不出，短气欲死，饮食不下，吐逆上气，去来无常。状如鬼祟，身体浮肿，心闷烦疼，寒战，梦与鬼交，狐狸作魅，卒得心痛，上叉胸胁痛如刀刺。经年累岁，着床不起，悉主之方：

雄黄、椒目、巴豆、莽草、芫花、真朱（即朱砂。《外台》作木香）、鬼臼、矾石、藜芦各四分，附子五分，獭肝一分，蜈蚣二枚，斑蝥三十枚。

上十三味为末，蜜和更捣二千杵，丸如小豆，先食饮服一丸。余密封勿泄药气，十丸为一剂。如不中病，后日增一丸，以下痢为度，当下蛊种种，状貌不可具述，下后七日将息，服一剂，三十年百病尽除，忌五辛。

太乙追命丸　治百病，若中恶气，心腹胀满，不得喘息，心痛积聚，胪胀疝瘕，宿食不消，吐逆呕哕，寒热瘰疬蛊毒，妇人产后余疾方：

蜈蚣一枚，丹砂、附子、矾石（一作礜石）、雄黄、藜芦、鬼臼各一分，巴豆二分。

上八味，为末，蜜丸如麻子，一服二丸，日一服，伤寒一二日服一丸，当汗出，绵裹两丸塞耳中。下痢服一丸，一丸塞下部。蛊毒服二丸，在外膏和摩病上。在膈上吐，在膈下利，有疮，一丸涂之，毒自出。产后余疾服一丸。耳聋，绵裹塞耳。

治人得药杂蛊方：

斑蝥六枚，桂心、藜芦各如指大，釜月下土如弹丸大。

上四味，治下筛，水服一钱匕，下虫蛇、虾蟆、蜣螂，毒俱出。

万病丸　治蛊疰，四肢浮肿，肌肤消索，咳逆。腹大如水状，死后转易家人，一名蛊胀（《小品》名雄黄丸），方：

雄黄、巴豆、莽草、鬼臼各四两，蜈蚣三枚。

上五味，为末，蜜和捣三千杵，丸如小豆，密封勿泄气。宿勿食，平旦空腹服一丸，一炊久不知，更加一丸，当先下清水，次下蛊虫长数寸，及下蛇，又下鰕鸡子或白如膏，下后作葱豉粥补之，百种暖将息。

治中蛊毒，腹内坚如石，面目青黄，小便淋沥，病变无常处方（《肘后》《古今录验》俱云：用铁精、乌鸡肝和丸，如梧子，酒服三丸，日再。甚者不过十日。《千金》用后方，疑《千金》误）：

羊皮方五寸，犀角、芍药、牡丹、黄连各一两，蘘荷四两半，栀子仁七枚。

上七味，㕮咀，以水九升，煮取三升，分三服（葛氏、崔氏同，俱无牡丹、芍药、栀子，用苦参、升麻、当归）。

犀角丸　治蛊毒百病，腹暴痛，飞尸恶气肿方：

犀角（屑）、鬼臼（屑）、桂心（末）、羚羊角（屑）各四钱匕，天雄、莽草、真朱（即丹砂）、雄黄各一两，贝子（烧）五枚，蜈蚣五节，巴豆五十枚，麝香二分，射罔如鸡子黄大一枚。

上十三味，为末，蜜丸如小豆，服一丸，日二，含咽，不知少增之。

卒得腹满蜚尸，服如大豆许二丸。若恶气肿，以苦酒和涂上，缝绛囊盛药系左臂。辟不祥鬼疰蛊毒，可以备急。

治蛊毒方：

茜根、蘘荷根各三两。

上二味，㕮咀，以水四升，煮取二升，顿服（《肘后》云：治中蛊吐血，或下血如烂肝者，自知蛊主姓名）。

又方：

猬皮灰、乱发灰各一方寸匕，生麻子汁五升，桃根皮（向阳者）、槲树背阴白皮各五两。

上五味，先煮桃根、槲皮，取浓汁一升，和麻子汁、发灰等令匀。患人宿少食，旦服一大升，须臾着盆中，以鸡翎擿吐水中，如牛涎犊胎，及诸虫并出。

又方：

槲树背阴白皮一大握，长五寸，水三升，煮取一升。空腹服，即吐虫出。亦治中蛊下血。

又方：

猬皮灰水服方寸匕，亦出虫。

又方：

大戟、五月五日桃白皮（《必效方》云：取东引者火烘之）各四分，斑蝥一分。

上三味，治下筛，旦空腹以水一鸡子许，服八捻。用二指相着如开，顿服之。若指头相离取药太过，恐能损人（《肘后》云：服枣核大，不瘥十日更一服。《必效方》云：服半方寸匕，其毒即出，不出更一服。李饶州云：若以酒中得则以酒服，以食中得以饮服之）。

治蛇蛊（蛇毒入菜果中，食之令人得病，名曰蛇蛊）方：

大豆末以酒渍，绞取汁，服半升。

治诸热毒或蛊毒，鼻中及口中出血，医所不治者方：

取人屎尖七枚，烧作火色，置水中研之，顿服，即愈。亦解百毒、时气热病之毒，服已，温被取汗。勿轻此方，极神验。

治蛊吐下血方：

榉皮广五寸，长一尺。芦荻根（《小品》用蔷薇根）如足大趾，五寸。

上二味，㕮咀，以水二升，煮取一升，顿服，极下蛊。

治中蛊下血，日数十行者方：

巴豆二七枚，芫青、藜芦、附子、矾石各二分。

上五味，为末，别治巴豆，合筛。和相得，以绵裹药如大豆许，纳下部中，日三，瘥。

又方：

苦瓠一枚，以水二升，煮取一升，稍稍服之，当下蛊及吐虾蟆、蝌蚪之状，一月后乃尽（《范汪》云：苦瓠毒，当临时量用之。《肘后》云：用苦酒一升煮）。

八物茜根汤 治下血状如鸡肝，腹中绞痛难忍者方：

茜根、升麻、犀角各三两，桔梗、黄柏、黄芩各二两，地榆、白蘘荷各四两。

上八味，㕮咀，以水九升，煮取二升半，分三服，此蛊利血用之。

又方：

桔梗、犀角各等分。

上二味，为末，酒服方寸匕，日三。不能自服，绞口与之，药下心中当烦，须臾自静，有顷下，服至七日止。可食猪脾脏自补养。治蛊下血如鸡肝，日夜不解欲死者，皆可用。

治肠蛊，先下赤，后下黄白沫，连年不瘥者方：

牛膝一两，捶碎，切之。以醇清酒一升，渍一宿。平旦空腹服之，再服便愈。

北地太守酒 治万病蛊毒，风气寒热方：

乌头、甘草、芎劳、黄芩、桂心、藜芦、附子各四两，白薇、桔梗、半夏、前胡、麦门冬、柏子仁各六两。

上十三味，以曲十斤，秫米一斛，如酝酒法，㕮咀。药以绢囊盛之，沉于瓮底，酒熟去糟，还取药滓，以青布袋盛，沉着酒底，泥封，秋七日，冬十日，夏五日。空腹服一合，日三，以知为度。

因药有毒，故以青布盛之。服勿中止，二十日大有病出，其状如漆，五十日病即悉愈。妇人年五十，被病连年，腹中积聚，冷热不调，时时切痛，绕脐绞急，上气胸满，二十余年，服药二七日，所下三四升即愈。又有女人病偏枯终产，服二十日，吐黑物大如刀带，长三尺许，即愈，其年生子。又有女人小得癫病，服十八日，出血二升半愈。有人被杖，崩血内瘀，卧着九年，服药十三日，出黑血二三升愈。有人耳聋十七年，服药三十五日，鼻中出血三升，耳中出黄水五升而愈。古方云：熹平二年，北地太守臣光上。

然此偏主蛊毒，有人中蛊毒者，服无不愈。极难瘥者，不过二七日。所有效莫不备出。曾有一女人年四十余，偏枯羸瘦不能起，长卧床枕，耳聋一无所闻，两手不收，已经三载。余为合之，遂得平复如旧。有人中蛊毒而先患风，服茵芋酒伤多，吐出蛊数十枚遂愈。何况此酒而不下蛊也。嘉其功效有异常方，故具述焉。

胡臭漏腋第五

论一首　方十五首

论曰：有天生胡臭，有为人所染臭者。天生臭者难治，为人所染者易治。然须三年醋敷矾石散，勿止，并服五香丸，乃可得瘥。勿谓一度敷药即瘥，只一敷时暂得一瘥耳（五香丸见前第六卷中）。凡胡臭人通忌食芸薹、五辛，治之终身不瘥。

锻石散　治胡臭方：

锻石（一作石灰）一升，枫香（一作沉香）、丁香、熏陆香、青木香各二两，矾石四两，橘皮、阳起石各三两。

上八味，治下筛，以绵作篆子，粗如指，长四寸，展取药使着篆上，以绢囊盛，着腋下，先以布揩令痛，然后挟之。

又方：

以三年苦醋和锻石（一作石灰）敷之。

治胡臭方：

辛夷、芎䓖、细辛、杜蘅、藁本各二分。

上五味，吹咀，以醇苦酒渍一宿，煎取汁敷之，欲敷取临卧时，以瘥为度。

又方：

青木香、附子、锻石（一作石灰）各一两，矾石半两。

上四味，为散，着粉中，常粉之（《肘后》无矾石）。

又方：

赤铜屑以醋和银器中，炒极热，以布裹熨腋下，冷复易。

又方：

槲叶（切）三升，以水五升，煮取一升，用洗腋下，即以白苦瓠烧令烟出熏之，数数作。

又方：

辛夷、细辛、芎䓖、青木香各四分。

上四味，治下筛，熏竟粉之。

又方：

马齿菜一束，捣碎，以蜜和作团，以绢袋盛之，以泥纸裹，厚半寸，曝干，以火烧熟。破取，更以少许蜜和使热，勿令冷，先以生布揩之，夹药腋下，药痛久忍之，不能，然后以手勒两臂。

又方：

牛脂、胡粉等分。

上二味，煎令可丸，涂腋下，一宿即愈，不过三剂（《肘后》云合椒以涂）。

又方：

伏龙肝作泥敷之。

六物散　治漏腋，腋下及足心、手掌、阴下、股里常如汗湿臭者方：

干枸杞根、干蔷薇根（《肘后》作蓄根）、甘草各半两，商陆根、胡粉、滑石各一两。

上件药，治下筛，以苦酒少少和涂，当微汗出，易衣复更涂上，不过三着便愈，或一岁复发，发复涂之。

又方：

水银、胡粉（《外台》作粉霜）。

上二味，以面脂研和涂之，良验。

又方：

锻石（一作石灰）三升，银屑（一作铜屑）一升。

上二味，合和，绢囊盛，汗出粉之，妙。

又方：

黄矾石烧令汁尽，治为末，以绢囊盛，粉之即瘥。

又方：

正旦以尿洗腋下，神妙。

脱肛第六

方十三首　灸法三首

肛门主肺，肺热应肛门，热则闭塞，大行（即大便）不通，肿缩生疮，兑通方：

白蜜三升，煎令燥，冷水中调可得为丸，长六七寸，纳肛门中，倒身向上，头向下，少时取烊，斯须即通洞泄。

猪肝散 肛门主大肠，大肠寒应肛门，寒则洞泄，肛门滞出，方：

猪肝（熬令燥）一斤，黄连、阿胶、芎劳各二两，艾叶一两、乌梅肉五两。

上六味，治下筛，温清酒一升，服方寸匕半，日再服。若不能酒，与清白米饮亦得。

治肛出方：

磁石四两，桂心一尺，猬皮一枚。

上三味，治下筛，饮服方寸匕，日一服即缩。慎举动及急带衣，断房室周年乃佳（《肘后》云：治女人阴脱出外，用鳖头一枚，为四味）。

壁土散 治肛门滞出方：

故屋东壁土（研）一升。皂荚三梃，各长一尺二寸。

上二味，先捣土为散，挹粉肛头出处，次取皂荚炙暖，更递熨，取入则止。

又方：

鳖头、故败麻履底各一枚。

上二味，烧鳖头捣为散，敷肛门滞出头，次将履底按入，即不出矣。

又方：

女萎一升，以器中烧，坐上熏之，即入。

治脱肛方：

蒲黄二两，以猪脂和敷肛上，纳之二三度愈。

治肠随肛出转，广不可入方：

生栝楼根为粉，以猪脂为膏，温涂，随手抑按，自得缩入。

治积冷利脱肛方：

枳实一枚，石上磨令滑泽，钻安柄，蜜涂，炙令暖熨之，冷更易，取缩入止。

又方：

铁精粉纳上，按令入即愈。

治脱肛历年不愈方：

生铁三斤，以水一斗，煮取五升去铁，以汁洗，日再。

又方：

用死鳖头一枚，烧令烟绝，治作屑，以敷肛门上进，以手按之。

又方：

炙故麻履底，按令入，频按令入，永瘥。

灸法

病寒冷脱肛出，灸脐中，随年壮。

脱肛历年不愈，灸横骨百壮。

又，灸龟尾七壮。龟尾即后穷骨是也。

瘿瘤第七

方十三首　证一条　灸法十一首

治石瘿、气瘿、劳瘿、土瘿、忧瘿等方：

海藻、海蛤、龙胆、通草、昆布、礜石（一作矾石）、松萝各三分，麦曲四分，半夏二分。

上九味，治下筛，酒服方寸匕，日三。禁食猪肉、鱼、五辛、生菜，诸难消之物。十日知，二十日愈。

又方：

小麦面一斗，海藻一两，特生礜石十两。

上三味，以三年米醋渍小麦面，曝干，各捣为散，合和。服一方寸匕，日四五服，药含极乃咽之。禁姜、五辛、猪、鱼、生菜、大吹、大读诵、大叫语等。

又方：

昆布、松萝、海藻各三两，海蛤、桂心、通草、白蔹各二两。

上七味，治下筛，酒服方寸匕，日三。

又方：

海藻、海蛤各三两，昆布、半夏、细辛、土瓜根、松萝各一两，通草、白蔹、龙胆各二两。

上十味，治下筛，酒服方寸匕，日再，不得作重用力。

又方：

昆布二两，洗，切如指大，醋渍含咽，汁尽愈。

又方：

海藻一斤（《小品》作三两），小麦面一斤。

上二味，以三年醋一升，没面末，曝干，往反醋尽，合捣为散。酒服方寸匕，日三服。忌努力（《崔氏》云：疗三十年瘿瘤）。

五瘿丸方：

菖蒲二两，海蛤、白蔹、续断、海藻、松萝、桂心、蜀椒、倒挂草、半夏各一两，神曲三两，羊靥百枚。

上十二味，治下筛，以牛羊髓脂为丸如梧子，日服三丸。

又方：

取鹿靥，以佳酒浸令没，炙干，纳酒中，更炙令香。含咽汁，味尽更易，尽十具愈。

陷肿散 治二三十年瘿瘤，及骨瘤、石瘤、肉瘤、脂瘤、脓瘤、血瘤，或息肉大如杯杆升斗，十年不瘥，致有漏溃，令人骨消肉尽，或坚或软或溃，令人惊悸，寤寐不安，身体瘐缩，愈而复发方：

乌贼骨、石硫黄各一分，钟乳、紫石英、白石英各二分，丹参三分，琥珀、附子、胡燕屎、大黄、干姜各四分。

上十一味，治下筛，以韦囊盛，勿泄气。若疮湿即敷，若疮干猪脂和敷，日三四，以干为度。若汁不尽，至五剂十剂止药，令人不痛。若不消，加芒硝二两佳。

治瘿瘤方：

昆布、桂心、逆流水柳须各一两，海藻、干姜各二两，羊靥（阴干）七枚。

上六味，为末，蜜丸如小弹子大，含一丸，咽津。

又方：

矾石、芎䓖、当归、大黄、黄连、黄芩、白蔹、芍药各二分，吴茱萸一分。

上九味，治下筛，鸡子黄和涂故细布上，随瘤大小厚薄贴之，干则易。着药熟，当作脓脂细细从孔中出，须探脓血尽，着生肉膏。若脓不尽，复起如故。

生肉膏 治痈瘤溃漏及金疮、百疮方：

当归、附子、甘草、白芷、芎䓖各一两，薤白二两，生地黄三两。

上七味，㕮咀，以猪脂三升半，煎白芷黄，去滓，稍以敷之，日三。

又方：

狗屎、䐈鸡子敷之，去脓水如前方说，敷生肉膏取瘥（方见前二十二卷痈疽）。

灸法

瘿恶气，灸天府五十壮（《千金翼》云：又灸胸堂百壮）。

瘿上气短气，灸肺俞百壮。

瘿上气胸满，灸云门五十壮。

瘿劳气，灸冲阳，随年壮。

瘿气面肿，灸通天五十壮。

瘿，灸天瞿三百壮，横三间寸灸之。

又，灸中封，随年壮。在两足跌上曲尺宛宛中。

诸瘿，灸肩髃左右相对宛宛处，男左十八壮，右十七壮，女右十八壮，左十七壮，或再三，取瘥止。

又，风池百壮，挟项两边。

又，两耳后发际一百壮。

又，灸头冲（一作颈冲）。头冲在仰（一作伸）两手直向前令臂着头对鼻所注处，灸之各随年壮（《千金翼》云：一名臂臑）。

凡肉瘤勿治，治则杀人，慎之（《肘后》云：不得针灸）。

阴癞第八

论二首　方二十五首　灸法四首

论曰：癞有四种，有肠癞、卵胀、气癞、水癞。其肠癞、卵胀难瘥，气癞、水癞针灸易治。

治癞丸方：

蜘蛛（熬）、桃仁各五十枚，桂心、葵藜子、地肤子、泽泻、防风、五味子、橘皮、茯苓、防葵、芍药各二两，牡丹皮、细辛、海藻各一两，狐阴一具。

上十六味，为末，蜜丸如梧子大，服十丸，稍加至三十丸。

又方：

取杨柳枝脚趾大，长三尺，二十枚，水煮令极热，以故布及毡掩肿处，取热柳枝更互柱之，如此取瘥。

治癞疝卵偏大，气上（一作胀）不能动方：

牡丹皮、防风各二两。

上二味，治下筛，酒服方寸匕，日三（《肘后》云：《小品》用桂心、豉、铁精等分，为五味，小儿一刀圭，二十日愈，婴儿以乳汁和大豆许与之）。

灸法

治卒癞，以蒲横度癞，如广折之，一倍增之，布着少腹大横纹，令度中央上当脐，勿使偏僻。灸度头及中央合二处，随年壮。好自养，勿举重、大语、怒言、大笑。又牵阴头正上，灸茎头所极。又牵下向谷道，又灸所极。又牵向左右髀直行，灸茎所极，各随年壮。又灸足厥阴，在左灸右，在右灸左，三壮，在足大趾本节间。

卵偏大，上入腹，灸三阴交，在内踝上八寸，随年壮。

卵偏大，癞病，灸肩井，在肩解臂接处，随年壮。

男癞，灸手季指端七壮，病在右可灸左，左者灸右。

男阴卵偏大癞病，灸关元百壮。

男阴卵大癞病，灸玉泉百壮报之，穴在屈骨下阴，以其处卑，多不灸之，及泉阴穴亦在其外。

男阴卵偏大癞病，灸泉阴百壮三报，在横骨边。

癞病阴卒肿者，令并足合两拇指，令爪相并，以一艾灸两爪端方角处，一丸令顿上，两爪角各令半丸，上爪指佳，七壮愈。

男阴卵大癞病，灸足太阳五十壮，三报之。

又，灸足太阴五十壮，在内踝上一寸。

男阴卵大癞病，灸大敦，在足大趾三毛中，随年壮。

又，灸足大拇趾内侧去端一寸，赤白肉际，随年壮，双灸之。

又，灸横骨两边二七壮，挟茎是。

阴癞，灸足大趾下理中十壮，随肿边灸之（《肘后》云：灸足大趾第二节下横纹正中央五壮。姚氏云：足大趾本三壮）。

男儿癞，先将儿至碓头，祝之曰：坐汝令儿某甲阴囊癞，故灸汝三七二十一枚。灸讫，便牵小儿令雀头下向着囊缝，当阴头灸缝上七壮，即消，已验。艾炷猬簪头许。

大凡男癞，当骑碓轴，以茎伸置轴上，齐阴茎头前，灸轴木上，随年壮。

论曰：有人自少至长，阴下常有干癣者，宜依癣方主之。有五劳七伤而得阴下痒湿，搔之黄汁出者，宜用补丸散主之，仍须敷药治之。亦有患妒精疮者，以妒精方治之。夫妒精疮者，男子在阴头节下，妇人在玉门内。并似甘疮，作白齐食之大痛，甘即不痛也。

治虚热，石药发热，当路门冷湿伤肌，热聚在里，变成热，及水病肿满，腹大气急，大小便不利，肿如皮纸盛水，晃晃如老蚕色，阴茎坚肿，为疮水出，此皆肾热虚损，强取风阴，湿伤脾胃故也。治之法，内宜根据方服诸利小便药，外以此汤洗四肢，竟，以葱白膏敷之，别以猪蹄汤洗茎上，**蒺藜子汤方**：

蒺藜子、葱心青皮、赤小豆各一升，菘菜子二升，蒴藋五升，巴豆一枚（合皮壳）。

上六味，㕮咀，以水二斗，煮取八升，以淋洗肿处。

778

猪蹄汤 治服石发热，因劳损热盛，当风露卧茎肿方：

猪蹄一双，蘹蕽三升，蒺藜子（碎）一升，葶苈子半斤，黄柏五两。

上五味，㕮咀，以水一斗，煮取三升，冷浴阴茎，日三。

又方：

猪蹄一双，蘹蕽三升。蒺藜子一升，碎。葶苈子、黄柏、地榆各五合。

上六味，㕮咀，以水一斗五升，煮取六升，去滓，适冷暖便洗疮，日再。或只煮黄柏汁洗，亦佳。

葱白膏方：

葱白、菘菜子、葶苈子、蘹蕽根、蒺藜子、丹参各半升，猪膏五升。

上七味，㕮咀，煎如煎膏法，去滓用之。

治男子阴肿大如升斗，核痛，人所不能疗者方：

雄黄（研）一两，矾石（研）二两，甘草（切）一尺。

上三味，以水五升，煮减半，洗肿痛处（《集验》无矾石，只二味）。

治阴肿皮痒方：

熬桃仁令香，为末，酒服方寸匕，日三。

有人阴冷，冷气渐入阴囊肿满恐死，日夜疼闷（《外台》作夜即痛闷），不得眠方：

取生椒择令净，以布帛裹着丸囊，令厚半寸，须臾热气通，日再易，取消瘥止。

又方：

捣苋菜根敷之。

又方：

以釜月下土，鸡子白和敷之。

又方：

醋和热灰熨之。

又方：

车前子为末，饮服之。

又方：

醋和面熨之。

又方：

煮大蓟根汁，服一升，日三，不过三剂愈。

治阴肿痛方：

灸大敦三壮。

治卒阴痛如刺，汗出如雨方：

小蒜、韭根、杨柳根各一斤。

上三味，合烧，以酒灌之，及热以气蒸之，即愈。

治阴痛方：

甘草（末），石蜜。

上二味，等分，为末，和乳涂之。

治妒精疮方：

用银钗绵裹，以腊月猪脂熏黄，火上暖，以钗烙疮上，令热，取干槐枝烧沥涂之。

又方：

麝香、黄矾、青矾等分。

上三味，为末，小便后敷上，不过三度。

治阴蚀疮方：

蒲黄一升，水银二两。

上二味，研之令成粉，小便后即敷之，敷之即愈，瘥止。

又方：

野狼牙两把（切），以水五升，煮取一升，温洗之，日五度。

又方：

肥猪肉五斤，水三斗，煮肉令极烂，去肉，以汤令极热，便以渍疮中，冷即愈。

治阴蚀生疮或痒方：

雄黄、矾石各二分，麝香半分。

上三味，治下筛，为粉，粉疮上即瘥。

治阴恶疮方：

蜜煎甘草末涂之（葛氏云：此见有人患茎头肿，坎下疮欲断者，以猪肉汤渍洗之，并用黄柏、黄连末涂之）。

治男女阴疮方：

石硫黄为末，以敷疮上。

治男女阴痒生疮方：

嚼胡麻敷之佳。

治阴下生疮，洗汤方：

地榆、黄柏各八两。

上二味，㕮咀，以水一斗五升，煮取六升，去滓，适冷暖便洗疮，日再。或只煮黄柏汁洗亦佳。

卷二十五　备急方

卒死第一

方九十四首　针灸法十首

治卒死无脉，无他形候，阴阳俱竭故也。治之方：

牵牛临鼻上二百息，牛舐必瘥。牛不肯舐，着盐汁涂面上，牛即肯舐。

又方：

牛、马屎绞取汁饮之。无新者，水和干者亦得（《肘后》云：干者以人溺解之，此扁鹊法）。

又方：

灸熨斗熨两胁下（《备急方》云：又治尸厥）。

针灸法：

针间使各百余息。

又，灸鼻下人中，一名鬼客厅（《肘后》云：又治尸厥）。

治魇死不自觉者方：

慎灯火，勿令人手动，牵牛临其上即觉。若卒不能语，取东门上鸡头为末，以酒服之。

治卒魇死方：

捣韭汁灌鼻孔中。剧者灌两耳（张仲景云：灌口中）。

治鬼魇不悟方：

伏龙肝为末，吹鼻中。

又方：

皂荚为末，如大豆许，吹鼻中，嚏则气通，起死回生（《集验》云：治中恶）。

辟魇方：

雄黄如枣大，系左腋下，令人终身不魇（张文仲云：男左女右。女系右腋）。

又方：

灸两足大趾丛毛中各二七壮（《肘后》云：华佗法，又救卒死中恶）。

治中恶方：

葱心黄刺鼻孔中，血出愈（《肘后》云：入七八寸无苦，使目中血出佳。《崔氏》云：男左女右）。

又方：

大豆二七粒为末，鸡子黄并酒相和，顿服。

又方：

使人尿其面上，可愈（《肘后》云：此扁鹊法）。

又方：

灸胃脘五十壮愈。

治中恶并蛊毒方：

冷水和伏龙肝如鸡子大，服之必吐。

又方：

猪脂二升温，顿服之。

又方：

车缸脂如鸡子大，酒服。

治卒忤方（此病即今人所谓中恶者，与卒死、鬼击亦相类，为治，皆参取而用之）：

盐八合，以水三升，煮取一升半，分二服，得吐即愈（《备急方》云治鬼击）。若小便不通，笔头七枚，烧作灰末，水和服之即通。

又方：

犊子屎半盏，酒三升，煮服之。亦治霍乱（《肘后》云：治鬼击，大牛亦可用）。

又方：

书墨为末，水服一钱匕。

又方：

腊月野狐肠烧末，以水服方寸匕。死鼠灰亦佳。

灸法：

治卒忤死，灸手十指爪下各三壮，余治同上方（《备急方》云：治卒死而张目反折者）。

又，灸人中三壮。又灸肩井百壮，又灸间使七壮，又灸巨阙百壮。

还魂汤 治卒感忤，鬼击、飞尸、诸奄忽气绝无复觉，或已死咬口，口噤不开，去齿下汤，汤入口不下者，分病人发。左右捉踏肩引之，药下复增，取尽一升，须臾立苏方：

麻黄三两，桂心二两，甘草一两，杏仁七十粒。

上四味，㕮咀，以水八升，煮取三升，分三服（《肘后》云：张仲景方云桂不用）。

治卒中鬼击，及刀兵所伤，血漏腹中不出，烦满欲绝方：

雄黄粉一刀圭，酒服，日三，血化为水。

鬼击之病，得之无渐，卒着人如刀刺状，胸胁腹内绞急切痛，不可抑按，或即吐血，或鼻口血出，或下血，一名鬼排，治之方：

鸡屎白如枣大，青花麻一把。

上二味，以酒七升，煮取三升，热服，须臾发汗。若不汗，熨斗盛火，灸两胁下，使热汗出愈。

又方：

艾如鸡子大三枚，以水五升，煮取二升，顿服。

又方：

吹醋少许鼻中。

灸法：

灸人中一壮，立愈。不瘥更灸。

又，灸脐上一寸七壮，及两踵白肉际，取瘥。

又灸，脐下一寸三壮。

夫五绝者，一曰自缢，二曰墙壁压迮，三曰溺水，四曰魇寐，五曰产乳绝，悉治之方：

取半夏一两，细下筛，吹一大豆许，纳鼻中即活。心下温者，一日亦可治。

治自缢死方：

凡救缢死者，极须按定其心，勿截绳，手抱起徐徐解之。心下尚温者，以氈氊覆口鼻，令两人吹其两耳。

又方：

强卧，以物塞两耳，竹筒纳口中，使两人痛吹之，塞口旁，无令气得出，半日，死人即噫，噫即勿吹也。

又方：

捣皂荚、细辛屑末如胡豆大，吹两鼻中。

又方：

刺鸡冠血出，滴着口中即活。男雌女雄。

又方：

鸡屎白如枣大，酒半盏，和灌口及鼻中佳。

又方：

皂荚为末，以葱叶吹入两鼻中，逆出更吹。

又方：

梁上尘如大豆许，各纳一小竹筒中，四人各捉一筒，同时吹入两耳、两鼻，即活。

又方：

尿鼻、口、眼、耳中，并捉头发一撮，如笔管大，掣之立活。

又方：

鸡血涂喉下。

又方：

蓝青汁灌之。

又方：

灸四肢大节陷大指本纹，名曰地神，各七壮。

治热暍方：

取道上热尘土以壅心上，少冷即易，气通止。

又方：

令暍人仰卧，以热土壅脐上，令人尿之，令气通得脐中温即愈。

又方：

可饮热汤，亦可纳少干姜、橘皮各数片，甘草煮饮之，稍稍咽，勿顿使饱，但以热土及熬灰土（一作葱艾叶）壅脐上佳。

又方：

浓煮蓼，取汁三升饮之即愈，不瘥更灌。

又方：

开死人口令通，以暖汤徐徐灌口中，小举死人头，令汤入腹，须臾即苏。

又方：

使人嘘其心令暖，易人为之。

又方：

抱狗子若鸡，着心上熨之。

又方：

屋上南畔瓦热熨心，冷易之。

又方：

灌地浆一盏，即愈。

又方：

地黄汁一盏服之。

治落水死方：

以灶中灰布地，令厚五寸，以甑侧着灰上，令死者伏于甑上，使头小垂下。炒（一作抄）盐二方寸匕，纳竹管中，吹下孔中，即当吐水。水下因去甑，下死者着灰中壅身，使出鼻口，即活。

又方：

掘地作坑，熬数斛灰纳坑中，下死人覆灰，湿彻即易，勿令大热煿人，灰冷更易，半日即活。

又方：

取大甑倾之，死人伏其上，令死人口临甑中，燃苇火二七把烧甑中，当死人心下，令烟出，小入死人鼻口中，鼻口中水出尽则活，火尽复益之。常以手候死人身及甑，勿令甚热，当令火气能使死人心下足得暖。卒无甑者，于岸侧削地如甑，空下如灶，烧令暖，以死人着上，亦可用车毂为之。勿令隐其腹，令死人低头，水得出。并炒灰数斛令暖，以粉其身，湿，更易温者。

又方：

但埋死人暖灰中，头足俱没，惟开七孔。

又方：

倒悬死人，以好酒灌鼻中，又灌下部。又醋灌鼻亦得。

又方：

灶中灰二石埋死人，以头至足，出七孔，即活。

又方：

绵裹皂荚，纳下部中，须臾出水。

又方：

裹锻石（一作石灰）纳下部中，水出尽则活。

又方：

倒悬解去衣，去脐中垢，极吹两耳，起乃止。

又方：

熬沙覆死人，面上下有沙，但出鼻、口、耳，沙冷湿即易。

又方：

屈两脚着生人两肩上，死人背向生人背，即负持走行，吐出水便活。

又方：

解死人衣，灸脐中。凡落水经一宿犹可活。

治冬月落水，冻四肢直，口噤，尚有微气者方：

以大器中熬灰使暖，盛以囊，敷其心上，冷即易，心暖气通，目得转，口乃开。可温尿粥稍稍吞之即活。若不先温其心，便持火炙身，冷气与火争即死。

治冻烂疮方：

猪后悬蹄，以夜半时烧，研细筛，以猪脂和敷，亦治小儿。

治入水手足肿痛方：

捣生胡麻薄之。

治酒醉中酒，恐烂五脏方：

以汤着槽中渍之，冷复易，夏亦用汤。

又方：

捣茅根汁，饮三升。

又方：

凡醉不得安卧不动，必须使人摇转不住，特忌当风席地，及水洗、饮水、交接。

治饮酒头痛方：

竹茹五两，以水八升，煮取五升，去滓令冷，纳破鸡子五枚，搅匀更煮二沸。饮二升使尽，瘥。

治饮酒腹满不消方：

煮盐汤，以竹筒灌大孔中。

治饮酒中毒方：

煮大豆三沸，饮汁三升。

又方：

酒渍干椹汁服之。

治酒病方：

葱白、豉各二升。

上二味，以水四升，煮取二升。顿服。

治饮酒房劳，虚受热，积日不食，四月中热，饮酒不已，酒入百脉，心气虚，令人错谬失常方：

芍药、人参、白薇、栝楼根、枳实、知母各二两，甘草一两，生地黄八两，酸枣仁半升，茯神（《外台》作茯苓）三两。

上十味，㕮咀，以水一斗，煮取三升，分三服。

治连月饮酒，咽喉烂，舌上生疮方：

大麻仁一升，黄芩（《肘后》《千金翼》俱作黄柏）二两。

上二味，为末，蜜和丸含之。

治酒醉不醒方：

饮葛根汁一斗二升，取醒止（《肘后》云：治大醉连日，烦毒不堪）。

饮酒令人不醉方：

柏子仁、麻子仁各二两。

上二味，治下筛，为一服，进酒三倍。

又方：

葛花、小豆花各等分。

上二味，合为末，服三方寸匕，饮时仍进葛根汁、芹汁及枇杷叶饮，并能倍酒。

又方：

九月九日菊花为末，临饮服方寸匕。

又方：

小豆花叶，阴干百日，为末服之。

又方：

五月五日取井中倒生草枝，阴干，为末，酒服之。

饮酒令无酒气方：

干蔓菁根二七枚，三遍蒸，为末，取两钱许，酒后水服。

治恶酒健嗔方：

空井中倒生草烧灰饮之，勿令知。

又方：

酒七升着瓶中，熟朱砂半两着酒中，急塞瓶口，安着猪圈中，任猪摇动，经七日取酒尽饮。

又方：

正月一日酒五升，淋碓头，捣一下，取饮之。

又方：

取其人床上尘和酒饮之。

断酒方：

柳花，腊月鼠头灰。

上二味，等分，为末，黄昏时酒服一杯。

又方：

故毡中枲耳子七枚，烧作灰，黄昏时暖一杯酒，咒言与病狂人饮也，勿令知之，后不喜饮酒也。

又方：

取毛鹰一过吐毛，水煮，去毛，顿服。

又方：

白猪乳汁一升，饮之，永不饮酒。

又方：

鸬鹚屎烧灰，水服方寸匕，永断。

又方：

自死蛴螬干捣末，和酒与饮，永世闻酒名即呕，神验。

又方：

故纺车弦烧灰，和酒与服。

又方：

酒客吐中肉七枚，阴干，烧末服之。

又方：

酒渍汗靴替一宿，平旦空腹与饮，即吐，不喜见酒。

又方：

刮马汗，和酒与饮，终身不饮。

又方：

虎屎中骨烧末，和酒与饮。

又方：

白狗乳汁，酒服之。

又方：

腊月马脑和酒服之。

又方：

驴驹衣烧灰，酒饮方寸匕。

蛇虫等毒第二

论六首 方一百二十七首 灸法二首

治因热逐凉睡熟，有蛇入口中挽不出方：

以刀破蛇尾，纳生椒二三枚，裹着，须臾即出（《肘后》云：艾灸蛇尾即出。若无火，以刀周匝割蛇尾，截令皮断，乃持皮倒脱即出）。

治蛇入人口中，并七孔中者方：

割母猪尾头，滴血着口中，即出。

又方：

以患人手中指等截三岁大猪尾，以器盛血，傍蛇泻血口中，拔出之。

治卒为蛇绕不解方：

以热汤淋之，无汤，令人尿之。

治蛇蝎螫方：

服小蒜汁，滓敷上（《肘后》云：治蝮蛇螫）。

又方：

熟捣葵，取汁服之。

治蛇啮方：

人屎厚涂，帛裹即消。

治蛇毒方：

消蜡注疮上，不瘥，更消注之。

又方：

以母猪耳中垢敷之（《肘后》云：牛耳中垢亦可用之）。

治蝮蛇毒方：

令妇人骑度三过，又令坐上。

治蝮蛇毒方：

以射罔涂肿上，血出即愈。

又方：

生麻、楮叶合捣，以水绞去滓，渍之。

又方：

令妇人尿疮上。

又方：

末姜敷之，干即易。

又方：

鸡屎二七枚，烧作灰，投酒中服之。

又方：

以面围上，令童男尿着中，烧铁令赤，投中，冷复烧着，二三度瘥。

又方：

雄黄为末敷之，日一易。

又方：

盐四两，水一斗，煮十沸，沸定，以汤浸，冷易之。

又方：

紫苋捣取汁，饮一升，以滓封疮上，以少水灌之。

又方：

梳中垢如指大，长一寸，尿和敷之。

又方：

取合口椒同葫荽苗等分，捣敷之，无不瘥。

又方：

男子阴间毛二七枚，含之，有汁即咽却，秘方也。

又方：

用铜青敷疮上。

又方：

捣大蒜和胡粉敷之。

又方：

口嚼大豆叶，涂之良。

又方：

猪脂和鹿角灰涂之。

又方：

炙梳汗出，熨之。

治诸蛇毒方：

雄黄、干姜各等分。

上二味，为末，和射罔着竹筒中带行，有急用之。

入山草辟众蛇方：

雄黄、干姜、麝香各等分。

上三味，捣为粗末（一作散），以小绛袋盛带之，男左女右，蛇毒涂疮（《集验》云：如无麝香，以射罔和代之。《救急方》云：以蜜和为膏，敷螫处良）。

又方：

常烧羚羊角使烟出，蛇则去矣。

治蛇螫人，疮已愈，余毒在肉中淫淫痛痒方：

大蒜、小蒜各一升。

上二味，合捣，以热汤淋汁，以汁灌疮，大良。

治蛇骨刺人毒痛方：

铁精如大豆许，纳管中，吹入疮中，良。

又方：

烧死鼠为末，敷之。

治众蛇螫方：

灸上三七壮，无艾，以火头称疮孔大小，焫之。

治虎咬疮方：

浓煮葛根汁，洗十数遍，及捣为散，以葛根汁服方寸匕。日五，甚者夜二。

又方：

青布急卷为绳，只一物，烧一头燃，纳竹筒中，注疮口熏之，妙。

又方：

煮铁令浓，洗疮。

又方：

嚼生栗子，涂之良。

辟虎法：

凡入山，烧水牛、羚羊角，虎、野狼、蛇皆走。

论曰：凡见一切毒螫之物，必不得起恶心向之，亦不得杀之。若辄杀之，于后必遭螫毒，治亦难瘥，慎之慎之。

治蝎毒方：

凡蝎有雌雄，雄者痛只在一处，雌者痛牵诸处。若是雄者，用井底泥涂之，温则易。雌者用当瓦屋沟下泥敷之。若值无雨，可用新汲水从屋上淋下取泥。

又方：

取齿中残饭敷之，又猪脂封之，又射罔封之，又硇砂和水涂上，立愈。

治蝎螫方：

若着手足，以冷水渍之，水微暖即易之。着余处者，冷水渍，故布蘸之，少暖则易。

又方：

生乌头为末，唾和敷之。

治蜂螫毒方：

取瓦子摩其上，唾二七遍，置瓦子故处。

治蜂螫方：

猪脂、蜜各半升，蜡二两。

上三味，和煎如膏，候冷以涂之。

又方：

烧蜂房为末,猪膏和涂之(《肘后》云:先煮蜂房洗之,又烧涂之)。

又方：

酥脂涂之，立愈。

又方：

烧牛屎灰，以苦酒和涂之。

又方：

齿垢涂之。

又方：

醇醋沃地，取泥涂之。

又方：

嚼盐涂之。

又方：

以人尿新者洗之。

又方：

尿泥涂之。

又方：

反手捻地上土敷之。

论曰：凡蠼螋虫尿人影着处，便令人病疮。其状身中忽有处瘆痛如芒刺，亦如剌虫所螫后，起细瘖癗作聚如茱萸子状，四边赤，中央有白脓如黍粟，亦令人皮肉急，举身恶寒壮热，剧者连起竟腰胁胸。治之法，初得之，磨犀角涂上，止其毒，治如火丹法。余以武德中六月得此疾，经五六日觉心闷不佳，以他法治不愈，又有人教画地作蠼螋形，以刀子细细尽取蠼螋腹中土，就中以唾和成泥涂之，再涂即愈，方知天下万物相感，莫晓其由矣。

治蠷螋尿方：

殺羊髭烧灰，腊月猪脂和封之。

又方：

捣豉封之。

又方：

醋和胡粉涂之。

治蠷螋尿疮方：

烧鹿角为末，以苦酒和敷疮上，已有汁者，烧道旁弊蒲席敷之。

又方：

槐白皮半斤，切，以苦酒二升渍半日，刮去疮处以洗，日五六遍。仍以赤小豆为末，以苦酒和敷之。燥复易。小儿以水和。

又方：

嚼大麦以敷之，日三（一作三日）。

又方：

燕窠中土，以猪脂和敷之。

又方：

熟嚼梨叶，以水和涂，燥复易之。

又方：

马鞭草熟捣烂，以敷上，燥则易之。

又方：

取吴茱萸东行根下土，醋和涂之。

论曰：江南有射工毒虫，一名短狐，一名蜮。其虫形如甲虫（《外台》云：正黑，状如大飞生），无目，利耳，有一长角在口前如弩，以气为矢，因水势以射人，人或闻其在水中祕祕作声，要须得水没其口，便以口中毒射人。此虫畏鹅，鹅能食之。其初始证，有似伤寒，先恶寒嘿嘿，寒热筋急，仍似伤寒，亦似中尸，便口噤不能语。朝旦小苏，晡夕辄剧，寒热闷乱是其证也。始得三四日，当即治之，治之稍迟者，七日皆死。射着人影者，不即作疮，但恶寒噤瘆。自非其地之人不知其证，便谓伤寒，每多误治，及成疮似蠼螋尿，亦似瘭疽疮。

射工中疮有三种，其一种疮正黑如黛子，皮外围悉赤，或衣犯之，如有芒刺痛。其一种作疮，久久穿，或晡间寒热；其一种如火灼熛起，似此者最急，数日杀人。中人头面，又急腰以上去人心近多死，腰以下稍缓，不治亦死（《备急方》云有四种，其一种突起如痈）。

治射工中人寒热，或发疮偏在一处，有异于常者方：

取鬼臼叶一把，渍苦酒中熟捣，绞取汁，服一升，日三。

又方：

取生吴茱萸茎叶一握，断去前后取中，取握中熟捣，以水二升，煮取七合，顿服。

又方：

取葫荽，切，贴疮，灸七壮。

又方：

取蜈蚣大者一枚，火炙，治为末，苦酒和，敷疮上。

又方：

取赤苋菜，熟捣，绞取汁，每服一升，日四五服。

又方：

取白鸡屎白头者三枚，汤和涂中毒处。

又方：

升麻三两，乌扇根、犀角各二两。

上三味，㕮咀，以水四升，煮取一升半，去滓，分再服，相去如一炊顷，尽更作。

治射工中人已有疮者方：

升麻三两，乌扇根三两。

上二味，㕮咀，以水三升，煮取一升，适寒温尽服，滓敷疮上。

治射工中人已有疮者方：

取芥子捣烂，苦酒和，厚涂疮上，半日痛便止。

又方：

取野狼牙叶（冬取根），捣令熟，敷所中处，又饮四五合汁。

五香散　治江南毒气、恶核、射工中人、暴肿、生疮方：

甲香、犀角、鳖甲、升麻、熏陆香、乌翣、丁香、沉香、青木香、川连、黄芩、羚羊角、甘草、牡蛎各四分，吴茱萸三分，黄柏六分。

上十六味，治下筛，中射工毒及诸毒皆水服方寸匕，日二（一作日三），并以水和少许洗之。仍以鸡子白和涂肿上，干则易。

野葛膏　治射工、恶核，卒中恶毒方：

野葛一升，巴豆、乌头、川椒各半升，茵芋、踯躅、附子、丹砂各一两，雄黄、大黄各七两。

上十味，治下筛，以不中水猪膏三斤，煎三上三下，去滓，纳丹砂、雄黄末，搅至凝，似枣核大，摩痛上，勿近眼。凡合各膏，皆无令产妇、女人、小儿、鸡犬、六畜见之，惟宜清净。

治沙虱毒方：

斑蝥二枚，熬一枚，末服之。又烧一枚，令烟绝，为末，着疮中。

又方：

大蒜十枚，止一物，合皮安热灰中炮，令热，去皮，刀断蒜头，取热炷所着毒处。

又方：

麝香，大蒜。

上二味，合捣，以羊脂和，着小筒中带，欲用取敷疮上。

又方：

雄黄、朱砂、常山各等分。

上三味，取五月五日日中时，令童子合之，取敷疮上。

山中阴湿，草木上石蛭着人，则穿啮人肌肤，行入肉中，浸淫坟起，如虫行道之状，治之方：

凡行山路草木中，常以腊月猪膏和盐涂脚胫及足趾间趺上，及着鞋袜，蛭不得着人也。已着者，灸断其道即愈。

治水毒方：

论曰：凡山水有毒虫，人涉水之时，中人似射工而无物。其诊法：初得之，恶寒，微似头痛，目眶疼，心中烦懊，四肢振㤽，腰背百节皆强，两膝痛；或翕翕而热，但欲眠睡，旦醒暮剧，手足逆冷至肘膝，二三日腹中生虫，蚀人下部，肛中生疮，不痛不痒，令人不觉。不急治，过六七日，下部出脓溃，虫上食人五脏，热盛毒烦，下利不禁，八九日虽良医不能治矣。其毒有阴阳之异，觉得之，急早视其下部，若有疮正赤如截肉者，为阳毒最急。若疮如鲤鱼齿者，为阴毒，犹小缓，要皆杀人，不过二十日也。欲知是中水与非者，当作五六升汤，以小蒜五升切，㕮咀，投汤中，消息勿令大热，去滓，以浴之。是水毒，身当发赤斑，无是者非也，当以他病治之。

解水毒饮子 治人急中水毒，手足指冷，或至肘膝者方：

吴茱萸一升，生姜（切）一升半，犀角、升麻、橘皮各二两，乌梅十四枚。

上六味，㕮咀，以水七升，煮取二升，分二服。

又方：

浮萍草曝干，为末，酒服方寸匕。

又方：

取梅叶、桃叶捣，绞取汁三升许，或干以少水绞取汁，饮之。小儿不能饮，以汁敷乳头与之。

又方：

捣苍耳汁，服一升，又以绵裹杖，沾汁导下部，日三（一作二日过），瘥。

又方：

捣蓼一把，以酒和，绞取汁一升饮之，不过三服瘥（《外台》《肘后》作梨叶）。

又方：

捣盐一把，水解，以涂浴面目身体，令遍。

又方：

捣蛇莓根为末，以饮之，并导下部，生者用汁。凡夏月行，常多赍此药屑。入水，以方寸匕投水上流，无所畏，又辟射工。凡洗浴，以少许投水盆中，即无复毒。

治猫鬼野道病，歌哭不自由方：

五月五日自死赤蛇烧作灰，以井花水服方寸匕，日三（一作日一）。针灸方见别卷中。

又方：

腊月死猫头烧灰，水服一钱匕，日二。

治猫鬼，眼见猫狸及耳杂有所闻方：

相思子、蓖麻子、巴豆各一枚，朱砂末二铢，蜡四铢。

上五味，合捣为丸。先取麻子许大含之，即以灰围患人，前头着一斗灰火，吐药火中沸，即画火上作十字，其猫鬼并皆死矣。

治蜘蛛咬毒方：

人屎敷，又油淀敷，又炮姜贴之，又猢狲屎敷之。

又方：

乌麻油和胡粉如泥，涂上，干则易之。

治马啮人及踏人作疮，毒肿热痛方：

马鞭梢二寸长，鼠屎二七枚。

上二味，合烧为末，以猪膏和涂之，立愈（《外台》云：治遂成疮烂，经久不愈者。《肘后》云：用马鞭皮烧末，猪膏和涂）。

治马啮人阴卵脱出方：

推纳之，以桑皮细作线缝之，破乌鸡取肝，细锉以封之，且忍，勿小便，即愈。

治犬马啮，及马骨刺伤人，及马血入旧疮中方：

取灰汁，热渍疮，常令汁器有火。数易汁，勿令烂人肉，三数日渍之。有肿者，炙石熨之，日二，消止。

治马血入疮中方：

服人粪如鸡子大，复以粪敷疮上。

又方：

取妇人月水敷之，神良。

治剥死马，马骨伤人，毒攻欲死方：

即取马肠中屎，以涂之，大良（《外台》云：取其屎烧灰，服方寸匕）。

治马汗、马毛入人疮中，肿痛欲死方：

以水渍疮，数易水便愈。又以锻石（一作石灰）敷之。

又方：

饮醇酒，取醉即愈。

又方：

烧鸡毛翎作末，以酒服方寸匕。

又方：

以沸汤令得所浸洗之，即瘥。

论曰：凡春末夏初，犬多发狂，必诚小弱持杖以预防之。防而不免者，莫出于灸，百日之中一日不阙者，方得免难。若初见疮瘥痛定，即言平复者，此最可畏，大祸即至，死在旦夕。凡狂犬咬人着讫，即令人狂，精神已别，何以得知？但看灸时，一度火下，即觉心中醒然，惺惺了了，方知咬已即狂。

此病至重，世皆轻之，不以为意，坐是死者，常年有之。吾初学医，未以为业。有人遭此，将以见问，吾了不知报答，是以（一作以是）经吾手而死者不一。自此锐意学之，一解以来，治者皆愈，方知世无良医，枉死者半，此言非虚。故将来学者非只此法，余一方皆须沉思，留心作意，殷勤学之，乃得通晓。莫以粗解一二种法，即谓知讫，极自误也。聊因方末申此一二言，不尽意耳。

又曰：凡猘犬咬人，七日辄应一发，三七日不发则脱也，要过百日乃得免耳。每到七日辄当捣韭汁饮一二升，又当终身禁食犬肉、蚕蛹，食此则发，死不可救矣。疮未愈之间，禁食生鱼及诸肥腻冷食，但于饭下蒸鱼，及肥器中食便发。不宜饮酒，能过一年乃佳（《集验》云：若重发者，生食蟾蜍脍，绝良。亦可烧炙食之，不必令其人知。初得啮毒便为之，则于后不发也）。

治猘犬毒方：

头发、猬皮各等分。

上二味，烧灰，水和饮一杯服之。口噤者，折齿纳药。

又方：

捣地榆，绞取汁，涂疮，无生者可取干者，以水煮汁饮之，亦可为末，服方寸匕，日三，兼敷上，过百日止。

又方：

捣韭，绞取汁，饮一升，日三，疮愈止，亦可治愈后复发者。

又方：

刮虎牙若骨，服方寸匕（《小品》云：刮野狼牙或虎骨末服，已发狂如猘犬者，服即愈）。

又方：

烧虎骨敷疮，及熨。又微熬杏仁，捣研，取汁服之，良。又取灯盏残油灌疮口，皆禁酒、猪肉、鱼、生菜。

又方：

用韭根一握，故梳二枚，水二升，煮取一升，顿服。

又方：

桃东南枝白皮一握，水二升，煮取一升，分二服，吐出犬子。

又方：

取猘犬脑敷上后，不复发。

又方：

虾蟆灰，以粥饮服之。

又方：

服莨菪子七枚，日一。

又方：

梅子末，以酒服之。

又方：

以豆酱清涂之，日三四。

治狂犬啮人方：

蛇脯一枚，炙，去头，捣末。服五分匕，日三。又烧末纳疮孔中。

又方：

捣莨菪根，和盐敷，日三。

又方：

青布浸汁，服三升。

又方：

取驴尿一二升，饮之。

治凡犬啮人方：

熬杏仁半升令黑，碎研成膏，敷之。

又方：

取灶中热灰，以粉疮中，帛裹系之。

又方：

烧自死蛇一枚，令焦，为末，纳疮孔中。

又方：

鼠屎为末，以腊月猪膏和敷之（《外台》云：鼠一枚，猪膏煎敷之）。

又方：

饮生姜汁一升（《小品》云：治狂犬咬）。韭汁亦佳（《外台》云：亦治已瘥后复发者）。

又方：

水洗疮任血出，勿止之，水洗不住，取血自止，以绵裹之，瘥。

又方：

以沸汤和灰，壅疮上。

又方：

烧犬尾为末，敷疮，日三。

又方：

以头垢少少纳疮中。

又方：

火炙蜡以灌疮中。

又方：

以热牛屎涂之，佳。

又方：

以苦酒和灰涂疮中。

治小儿狗啮方：

月一日，以水一升灌之，勿令狗主打狗；若月尽，日三升水灌之。

灸法　凡猘犬所啮，未尽其恶血毒者，灸上一百壮。已后当日灸一壮，若不血出，刺出其血，百日灸乃止。禁饮酒及猪犬肉。

治猪啮方：

松脂炼作饼，上贴之。

又方：

以屋溜中泥涂。

诸般伤损第三

论一首　方九十三首

论曰：凡被打损，血闷抢心，气绝不能言，可擘开口，尿中，令下咽即醒。又堕车落马，及车辗、木打已死者，以死人安着，以手袖掩其口鼻眼上，一食顷活，眼开，与热小便二升。

治被打击，头眼青肿方：

灸肥猪肉令热，搨上（《肘后》云：治血聚皮肤间不消散者）。

又方：

墙上朽骨，唾于石上，研磨涂之，干即易。

又方：

灸猪肝贴之。

又方：

新杀羊肉，乘热封之。

又方：

大豆黄为末，水和涂之。

治被打伤破，腹中有瘀血方：

蒲黄一升，当归、桂心各二两。

上三味，治下筛，以酒服方寸匕，日三夜一。

又方：

刘寄奴、延胡索、骨碎补各一两。

上三味，咬咀，以水二升，煎取七合，复纳酒及小便各一合，温热顿服。

又方：

䗪虫、虻虫、水蛭各三十枚，桃仁五十枚，桂心二两，大黄五两。

上六味，咬咀，以酒水各五升，煮取三升，分五服。

又方：

生地黄汁三升，酒一升半，煮取二升七合，分三服（《肘后》：治从高堕下，瘀血胀心，面青，短气欲死者）。

又方：

莨菪子为末，敷疮上。

白马蹄散　治被打腹中瘀血，并治妇人瘀血，化血为水方：

白马蹄烧令烟尽，捣筛，酒服方寸匕，日三夜一。

治被殴击损伤，聚血，腹满烦恼闷方：

豉一升，以水三升，煮三沸，分再服，不瘥重作。更取麻子煮如豉法，不瘥，更煮豉如上法。

治有瘀血者，其人喜忘，不欲闻人声，胸中气塞短气方：

甘草一两，茯苓二两，杏仁五十枚。

上三味，㕮咀，以水二升，煮取九合，分二服。

治从高堕下，伤折，疾痛，烦躁啼叫，不得卧方：

取鼠屎烧末，以猪膏和，涂痛止，急裹之（《肘后》云：裹骨破碎）。

治从高堕下，及为木石所迮，或因落马，凡伤损血瘀凝积，气绝欲死，无不治之方：

取净土五升，蒸令溜，分半，以故布数重裹之，以熨病上，勿令大热，恐破肉。冷则易之，取痛止即已。凡有损伤，皆以此法治之，神效。已死不能言者，亦活。三十年者亦瘥。

治堕车马间，马鞍及诸物隐体肉断方：

以醋和面涂之。

当归散 治落马堕车诸伤，腕折臂脚痛不止方：

当归、桂心、蜀椒、附子各二分。泽兰一分，芎劳六分，甘草五分。

上七味，并熬令香，治下筛，酒服方寸匕，日三。凡是伤损皆服之，十日愈，小儿亦同（《救急方》云：治堕马落车，被打，伤腕折臂，叫唤痛声不绝，服此散，呼吸之间不复大痛，十三日骨筋相连）。

黄芪散 治腕折方：

黄芪、芍药各三两，当归、干地黄、附子、续断、桂心、干姜、通草各二两，大黄一两，蜀椒一合，乌头半两。

上十二味，治下筛，先食酒服五分匕，日三（《千金翼》无大黄）。

治折骨断筋方：

干地黄、当归、羌活、苦参各二分。

上四味，治下筛，酒服方寸匕，日三。

治腕折骨损，痛不可忍方：

以大麻根及叶捣取汁，饮一升。无生麻，煮干麻汁服。亦主坠堕挝打瘀血，心腹满，短气。

治被伤筋绝方：

取蟹头中脑及足中髓熬之，纳疮中，筋即续生。

治腕折四肢骨碎，及筋伤蹉跌方：

生地黄不限多少，熟捣，用敷所损伤处（《肘后》云：《小品》烂捣熬之，以裹伤处，以竹片夹裹令遍，缚令急，勿令转动，一日可十易，三日瘥。若血聚在折处，以刀子破去血）。

治四肢骨碎，筋伤蹉跌方：

以水二升，渍豉三升，取汁服之。

鹿角散　治同前方：

鹿角捣筛，酒服方寸匕，日三（《肘后》治从高堕下，若为重物所顿迮得瘀血者）。

又方：

筋骨伤初破时，以热马屎敷之，无瘢。

又方：

大豆二升，水五升，煮取二升，以醇酒六七升，合和豆汁服之，一日尽，如汤沃雪（《肘后》云：治堕迮瘀血，无大豆，用小豆亦佳）。

又方：

羊脑一两，发灰、胡粉、胡桃脂各半两。

上四味，捣，和调如膏敷上，以生布裹之。

治头破脑出，中风口噤方：

大豆一升，熬去腥，勿使太熟，捣为末，熟蒸，气遍合甑。下盆中，以酒一斗淋之。温服一升，覆取汗，敷杏仁膏疮上。

黑大豆淋酒，即大豆紫汤法。

大豆紫汤　治被伤，风入四体，角弓反张，口噤不能言，或产妇堕胎，凡得此者，大重不过五剂（方见第三卷妇人产后中风门）。

胶艾汤 治丈夫从高堕下伤五脏，微者唾血，甚者吐血，及金疮伤经，崩中，皆主之方：

阿胶、艾叶、干姜各二两，芍药三两。

上四味，哎咀，以水八升，煮取三升，去滓，纳胶令消，分二服，羸人分三服。兼主女人产后崩伤下血过多，虚喘，腹中绞痛，下血不止者，服之悉愈。

大胶艾汤 治男子伤绝，或从高堕下伤五脏，微者唾血，甚者吐血，及金疮伤经者方：

阿胶、艾叶、甘草、当归、芎䓖各二两，干姜一两，芍药、干地黄各三两。

上八味，哎咀，以水八升，煮取三升，去滓，纳胶令烊，分再服，羸人分三服。此汤治妇人产后崩伤下血过多，虚喘欲死，腹中激痛，下血不止者，神良。

竹皮汤 治为兵杖所加，木石所迮，血在胸背及胁中，痛不得气息方：

青竹刮取茹、乱发灰，各如鸡子大二枚。

上二味，于炭火上炙令焦燥，合捣，下筛，以酒一升，煮三沸，止。一服尽之，三服愈。

治堕马落车，及树间颠仆、崩血、腹满、短气方：

大豆五升，以水一斗，煮取二升，去豆，一服令尽，剧者不过三作。

治堕落车马间，心腹积血，唾吐无数方：

干藕根为末，以酒服方寸匕，日三。如无，取新藕捣汁服之。

桃仁汤 治从高堕下，落大木车马间，胸腹中有血，不得气息方：

桃仁十四枚，大枣二十枚，大黄、硝石、甘草各一两，蒲黄一两半。

上六味，㕮咀，以水三升，煮取一升，绞去滓，适寒温，服尽之，当下。下不止，渍麻汁一杯，饮之即止。

又方：

治腹中瘀血，痛在腹中不出，满痛短气，大小便不通方：

桃仁、䗪虫各三十枚，荆芥五分，大黄、芎藭各三两，当归、桂心、甘草各二两，蒲黄五两。

上九味，㕮咀，以水一斗，煮取三升，分三服。

又方，治堕落瘀血方：

桃仁五十枚，水蛭、虻虫各二十枚，甘草、桂心、当归各二两，芒硝三两，大黄四两。

上八味，㕮咀，以水八升，煮取三升，绞去滓。适寒温，服一升，日三服（《深师》无芒硝）。

又方：

桃仁五十枚，虻虫、䗪虫、水蛭各三十枚，大黄五两，桂心二两。

上六味，㕮咀，以酒、水各五升合煎，得三升。适寒温，饮一升，日三服。

治腕折瘀血方：

桃仁四十枚，乱发一握，大黄（如指节大）一枚。

上三味，以布方广四寸，以绕乱发烧之，㕮咀桃仁、大黄。以酒三升，煮取一升，顿服，血尽出（《肘后》云：仲景治坠马及一切筋骨损方，用大黄三两，绯帛子如手大，烧灰；乱发如鸡子大，烧灰；久用炊单布一尺，烧灰；桃仁四十九枚，去皮尖熬；败蒲席一握，长三寸切，甘草一枚如中指节大。上七味，以童子小便，量多少煎，汤成。纳酒一大盏，次下大黄，去滓。分温为三服。先别锉败蒲席半领，煎汤以浴，衣被重覆，服药斯须通利数行，痛楚立瘥。利及浴水赤，勿怪，即瘀血也）。

又方：

桃仁六十枚，大黄六两，桂心二两。

上三味，㕮咀，以酒六升，煮取三升，分三服，当下血瘕。

蒲黄散 治从高堕下，有瘀血方：

蒲黄八两，附子一两。

上二味，为末，酒服方寸匕，日三，不知增之，以意消息。

又方，治腕折瘀血方：

蒲黄一升，当归二两。

上二味，治下筛，先食，酒服方寸匕，日三。

又方：

虻虫二十枚，牡丹一两。

上二味，治下筛，酒服方寸匕，血化为水（《备急方》云：主久宿血在诸骨节及外不去者，二味等分）。

又方：

取菴闾草汁饮之，子亦可服。

又方：

凡被打及产后恶血，及一切血，皆煮续骨木汁二升饮之。

从高堕下崩中方：

当归、大黄各二分。

上二味，治下筛，酒服方寸匕，日三。

治杖疮方：

锻石（一作石灰）七斤，新猪血一升。

上二味，和为丸，熟烧之破，更丸，烧三遍止，为末敷上。

又方：

釜月下土为细末，以油和涂讫，卧羊皮上。

又方：

服小便良。

治竹木刺在皮中不出方：

羊屎燥者，烧作灰，和猪脂涂刺上。若不出，重涂，乃言不觉刺出时（一云用干羊屎末）。

又方：

蔷薇灰水服方寸匕，日三服，十日刺出。

又方：

酸枣核烧末，服之。

又方：

凿柄烧灰，酒服二寸匕。

又方：

头垢涂之即出。

治刺在肉中不出方：

煮山瞿麦汁饮之，日三，瘥止。

又方：

用牛膝根茎生者并捣，以敷之，即出。疮已合，犹出也。

又方：

白茅根烧末，以膏和涂之，亦治疮因风致肿者。

又方：

鹿角烧末，以水和涂之，立出，久者不过一夕。

又方：

嚼白梅以涂之（《肘后》用乌梅）。

又方：

嚼豉涂之。

又方：

温小便渍之。

治久刺不出方：

服王不留行，即出，兼取根为末贴之。

治恶刺方：

苦瓠开口，纳小儿尿，煮两三沸，浸病上。

又方：

莨菪根水煮浸之，冷复易，神方也。

又方：

李叶、枣叶合捣，绞取汁，点上即效。

又方：

浓煮大豆汁，渍，取瘥。

治恶刺，并狐尿刺方：

以乌父驴尿渍之。

又方：

温白马尿渍之。

治因疮肿痛，剧者数日死，或中风寒，或中水，或中狐尿刺，主之方：

烧黍穰，若牛马屎，若生桑条，取得多烟之物烧熏，汁出愈。

又方：

热蜡纳疮中，新疮亦善。

又方：

以凫公英草摘取根茎白汁，涂之，多涂为佳，瘥止。

余以贞观五年七月十五日夜，左手中指背触着庭树，至晓遂患痛不可忍。经十日，痛日深，疮日高大，色如熟小豆色。尝闻长者之论，有此治方，试复为之，手下即愈，痛亦即除，疮亦即瘥。不过十日，寻得平复。此大神效，故疏之。蜀人名耳瘢菜，关中名苟乳。

治疮中水肿方：

胡粉、炭白灰各等分。

上二味，脂和涂疮孔上，水出则痛止。

治手足卒中刺、中水毒方：

捣韭及蓝青置上，以火炙，热彻即愈。

治疮因风致肿方：

枥木根皮一斤，浓煮，纳盐一把，渍之。

治破伤风肿方：

厚涂杏仁膏，燃麻烛，遥灸之。

治因疮肿痛者，皆中水及中风寒所作肿，入腹则杀人方：

温桑灰汁渍，冷复温之，当令热。神秘。

治刺伤中风水方：

服黑牛热尿，一服二升，三服即止。

又方：

蜡一两，热炙，熨薄裹上，令水出，愈。

又方：

鱼目烧灰敷之。

又方：

热煮韭揾之。

又方：

刮箭羽下漆涂之。

治疮犯露肿方（凡八月九月中刺，手足犯恶露肿，杀人，不可轻）：

生桑枝三枚，纳煻灰中推引之令极热，斫断，正以枝头柱疮口上，热尽即易之。尽三枚则疮自烂，仍取薤白捣，绵裹着热灰中，使极热，去绵，取薤白敷疮上，以布帛急裹之。若有肿者，便取之作，用薤白最佳。

治漆疮方：

生柳叶三斤，细切，以水一斗五升，煮取七升。适寒温洗之，日三（《肘后》云：老柳皮尤妙）。

又方：

以磨石下滓泥涂之，取瘥止，大验。

又方：

浓煮鼠查叶以洗疮上，亦可捣叶取汁，涂之。

又方：

烂捣七姑草封之（《救急方》用七姑草和芒硝涂之）。

又方：

取猪膏涂之。

又方：

贯众为末，以涂上，干以油和之，即愈。

又方：

莲叶燥者一斤，以水一斗，煮取五升，洗疮上，日二。

又方：

羊乳汁涂之。

又方：

矾石着汤中令消，洗之。

又方：

芒硝五两，汤浸以洗之。

又方：

宜啖猪肉，嚼穄谷涂之。

火疮等证第四

论二首　方六十九首

论曰：凡火烧损，慎勿以冷水洗之，火疮得冷，热气更深转入骨，坏人筋骨，难瘥。初被火烧，急向火更炙，虽大痛强忍之，一食久即不痛，神验。治火烧闷绝不识人，以新尿冷饮之，及冷水和蜜饮之。口噤，撬开与之，然后以下方治之。

治火疮方：

栀子四十枚，白蔹、黄芩各五两。

上三味，㕮咀，以水五升、油一升，合煎，令水气歇，去滓，待冷，以淋之。令溜去火热毒，则肌得宽也。作二日，任意用膏敷，汤散治之。

又方：

熬油麻，为末，和栀子仁涂之，惟厚为佳。若已成疮者，烧白糖灰粉之，即燥立瘥。

治火烧疮方：

死鼠头一枚，以腊月猪膏煎，令消尽，以敷。干即敷之，瘥不作瘢，神效。亦治小儿火疮。

又方：

丹参无多少，以羊脂、猪髓脑煎。

治火疮败坏方：

柏白皮，切，以腊月猪膏合淹相得，煮四五沸，色变去滓，敷疮上（《肘后》云：用柳白皮）。

又方：

柏白皮、蛇衔、生地黄、栀子仁、黄芩、苦竹叶各一分。

上六味，㕮咀，以羊髓一斤半煎，三上三下，去滓，冷以敷之，瘥止（《集验》用生地黄四两）。

治火烂疮，膏方：

竹叶、甘草各二两，柏白皮四两。

上三味，㕮咀，以猪脂一斤半煎，三上三下，去滓，冷以敷之（《集验》用生地黄四两）。

又方：

以榆白皮嚼，熟涂之。

治一切汤火所伤方：

初着，即以女人精汁涂之，瘥。

治汤沃人肉烂坏方：

杏仁、附子各二两，甘草一两，羊脂五两，松脂鸡子大。

上五味，㕮咀，以不中水猪膏五两煎，涂之。

灸及汤火所损，昼夜啼呼，止痛灭瘢方：

羊脂、松脂各二分，猪膏、蜡各一分。

上四味，取松脂破铫中，切脂、嚼蜡着松明上，少顷微火烧诸物皆消（一作：少顷铫火令滓渍皆消），以杯承汁，敷之。松明是肥松木节也。

治灸疮方：

甘草、当归各一两，胡麻（《外台》用胡粉）、羊脂各六分。

上四味，㕮咀，以猪膏五合煎，去滓敷之。

又方：

松脂五两，蜡三两。

上二味，合煎，涂纸贴之，日三。

又方：

取车釭脂涂上。

又方：

石灰一两，捣为细末，绢筛。猪脂和令相得，微火上煎数沸，以暖汤先洗疮讫，以布裹灰熨疮上三过，便以药贴疮上，灸之；又捣薤敷之。

又方：

凡灸疮不瘥，日别灸上六七壮自瘥。

治灸疮肿痛急方：

捣灶下黄土，以水和煮令热，渍之。

治灸疮中风冷肿痛方：

但向火灸之，疮得热则疮快至痛止，日六七灸，愈。

薤白膏　治灸疮生肉止痛方：

薤白、当归各二两，白芷一两，羊髓一斤。

上四味，㕮咀，合煎，以白芷色黄，药成，去滓。取敷之，日三。

治灸疮脓坏不瘥方：

薤白一握，胡粉、锻石（一作石灰）各一两，腊月猪膏一升。

上四味，先煎薤白令黄，去之，绵裹锻石，煎数沸，去之，次入胡粉纳膏中，令调，涂故布贴上，日三。

又方：

白蜜一两、乌贼骨二枚（一方作一两）。

上二味，相和涂之。

治针灸疮血出不止方：

烧人屎灰，敷之。

又方：

死蜣螂为末，以猪脂膏和涂之。

金疮

论曰：治金疮者，无大小冬夏，及始初伤血出，便以石灰厚敷裹之，即止痛，又速愈。无石灰，灰亦可用。若疮甚深，未宜速合者，纳少滑石，令疮不时合也。凡金疮出血，其人必渴，当忍之，啖燥食并肥腻之物以止渴，慎勿咸食。若多饮粥及浆，犯即血动溢出杀人。又忌嗔怒、大言笑、思想、阴阳、行动作劳、多食酸咸、饮酒、热羹臛辈，疮瘥后犹尔，出百日半年，乃可复常也。

治金疮大散方：

五月五日平旦，使四人出四方，各于五里内采一方草木茎叶，每种各半把，勿令漏脱一事。日正午时细切，碓捣并锻石（一作石灰）极烂熟，一石草断一斗锻石。先凿大实中桑树令可受药，取药纳孔中，实筑令坚，仍以桑树皮蔽之，以麻捣锻石极密泥之，令不泄气。又以桑皮缠之使牢，至九月九日午时取出，阴干百日，药成捣之。日曝令干，更捣，绢筛贮之。凡一切金疮，伤折出血，登时以药封裹治使牢，勿令动转，不过十日即瘥，不肿，不脓，不畏风。若伤后数日始得药，须暖水洗令血出，然后敷之。此药大验。平时无事，宜多合，以备仓卒。金疮之要，无出于此，虽突蕨质、雄黄末未能及之（《肘后》云：用百草心，五月五日作，七月七日出）。

又方：

烧干梅为炭，捣末，敷之一宿，即瘥。亦治打伤。

又方：

磁石捣末敷之，止痛断血。

又方：

取桑白汁涂，桑白皮裹之，或锻石（一作石灰）封之，妙。

又方：

麻叶三斤，以水三升熟煮，取二升半为一服。

又方：

饮麻子汁数升（《小品》云：治毒箭所伤）。

又方：

蚯蚓屎以水服，方寸匕，日三。

又方：

杏仁、锻石（一作石灰）为细末，以猪脂和封之。亦主犬、马、金疮，止痛大良。

治金疮血出不止方：

煮桑根十沸，服一升即止。

又方：

捣车前汁敷之，血即绝，连根取用亦效。

又方：

柳絮封之。

又方：

以蜘蛛幕贴之，血即止。

又方：

以人精涂之。

又方：

饮人尿五升（一作三升）愈。

内补散 治金疮出血多，虚竭方：

苁蓉、芍药、甘草各四两，蜀椒三两，干姜三两，当归、芎䓖、桂心、黄芩、吴茱萸、人参、厚朴、白术（《古今录验》作桑白皮）、黄芪各一两。

上十四味，治下筛，酒服方寸匕，日三。

又方：

当归三两，干姜三分，芍药、辛夷各五分，甘草二分。

上五味，治下筛，酒服方寸匕，日三，夜一。

治金疮内漏血不出方：

牡丹皮为末，水服三指撮，立尿出血。

治金疮内漏方：

还自取疮中血，着杯中，水和服之，愈。

又方：

蒲黄二两，七月七日麻勃一两。

上二味，为末，酒服一钱匕，日三夜二（一作日五夜二）。

二物汤 治金疮腹中瘀血方：

大麻子三升，大葱白二十枚。

上使数人各捣令熟，着水九升，煮取一升半，顿服。若血出不尽，腹中有脓血，更合服，当吐脓血。

内塞散 治金疮方：

黄芪、当归、芎䓖、白芷、干姜、黄芩、芍药、续断各二两，附子半两，细辛一两，鹿茸三两。

上十一味，治下筛，先食酒服五分匕，日三，稍增至方寸匕。

治金疮烦满方：

赤小豆一升，以苦酒渍之，熬令燥，复渍，满三日，令色黑。服方寸匕，日三。

治金疮苦痛方：

杨木白皮，熬令燥，为末，服方寸匕，日三。又以敷疮，愈。

治金疮若刺疮，痛不可忍，百治不瘥者方：

葱一把，以水三升，煮数沸，取渍洗，止痛良。

治金疮烦痛，大便不利方：

大黄、黄芩各等分。

上二味，为末，蜜和为丸，如梧桐子大，先食服十丸，日三。

续断散 治金疮中筋骨方：

续断五两，细辛、蛇衔、地榆、干地黄各四两，当归、芍药、芎䓖、苁蓉各三两，人参、甘草、附子各二两，干姜、蜀椒、桂心各一两半。

上十五味，治下筛，酒服一方寸匕，日三。

治金疮肠出方：

磁石、滑石、铁精各三两。

上三味，为末，粉肠上，后用磁石末，饮服方寸匕，日五夜二，肠即入。

又方：

取人屎干，为末，粉肠即入。

治被伤肠出不断者方（《肘后》云：治肠出欲燥，而草土着肠者）：

作大麦粥，取汁洗肠，推纳之，常研米粥饮之。二十日稍稍作强糜，百日后可瘥。

地黄膏 治金疮、火疮、灸疮不能瘥者方：

生地一升，切，捣绞，取汁三合。熏陆香、松脂、杏仁、蜡各二两，羊肾脂五合，煎乌麻油二升。石盐一两，研如粉。

上八味，先下蜡，微火令消，次纳羊脂令消，次下油，次下松脂令消，次下杏仁，次下熏陆，次下生地黄汁，次下石盐。以微火煎，令生地黄汁水气尽，以绵滤停凝。一切诸疮、初伤皆用敷之，日三夜二，慎生冷、猪、鸡、鱼肉。此膏治疮法：先除恶肉不着痂，先从内瘥，乃至平复，无痂，不畏风，不脓，大大要妙。

治金疮血出不止方：

蒲黄一斤，当归二两。

上二味，治下筛，酒服方寸匕，日二。

又方：

取葱叶炙取汁，涂疮上，即止。若为妇人所惊者，取妇人中衣火炙令热，以熨疮上。

又方：

取豉三升，热汤渍，食顷，绞去滓，纳蒲黄三合，顿服，及作大豆紫汤，服之（方见第二卷妇人门）。

治金疮，箭在肉中不出方：

白蔹、半夏等分。

上二味，治下筛，酒服方寸匕，日三。疮浅十日出，疮深二十日出，终不住肉中。

治箭镞及诸刀刃在咽喉、胸膈、诸隐处不出者方：

牡丹皮一分，白盐（《肘后》作白蔹）二分。

上二味，治下筛，以酒服方寸匕，日三服，出。

治卒中箭不出，或肉中有聚血方：

取女人月经布烧灰屑，酒服之。

又方：

取栝楼汁涂箭疮上，即出。

又方：

酒服瞿麦末，方寸匕，日三，瘥。

又方：

煎地黄汁，作丸服之，百日箭出。

又方：

多饮葛根汁，并治一切金疮。

又方：

捣葛根汁饮之。又葛白屑熬黄，敷疮止血。

又方：

煮芦根汁，饮三升。

又方：

贝齿末服，一钱匕。

又方：

雄黄为末，敷之，当沸汁出愈。

又方：

纳盐脐中，灸之。

治中射罔箭方：

蓝子五合，升麻八两，王不留行、甘草各四两。

上四味，治下筛，冷水服二方寸匕，日三夜二。又以水和涂疮，干易之。

治毒箭所中方：

捣蓝汁一升，饮之，并以敷疮上。若无蓝，取青布渍，绞汁饮之，并淋疮中。镞不出，捣死鼠肝涂之（一本有：鼠脑亦得）。

治针折入肉中方：

刮象牙为末，水和，聚着折针上，即出。

又方：

以鼠脑涂之。

又方：

磁石吸铁者，着上即出。

卷二十六　食治方

千金方

序论第一

论一首

仲景曰：人体平和，惟须好将养，勿妄服药。药势偏有所助，令人脏气不平，易受外患。夫含气之类，未有不资食以存生，而不知食之有成败，百姓日用而不知，水火至近而难识，余慨其如此，聊因笔墨之暇，撰五味损益食治篇，以启童稚。庶勤而行之，有如影响耳。

《河东卫汛记》曰：扁鹊云，人之所根据者，形也。乱于和气者，病也。理于烦毒者，药也。济命抚危者，医也。安身之本，必资于食。救疾之速，必凭于药。不知食宜者，不足以存生也。不明药忌者，不能以除病也。此之二事，有灵之所要也，若忽而不学，诚可悲夫。是故食能排邪而安脏腑，悦神爽志，以资血气。若能用食平疴、释情遣疾者，可谓良工。长年饵老之奇法，极养生之术也。

夫为医者，当须先洞晓病源，知其所犯，以食治之。食疗不愈，然后命药。药性刚烈，犹若御兵。兵之猛暴，岂容妄发？发用乖宜，损伤处众。药之投疾，殃滥亦然。高平王熙称：食不欲杂，杂则或有所犯，有所犯者，或有所伤；或当时虽无灾苦，积久为人作患。又食啖鲑肴，务令简少。鱼肉果实，取益人者而食之。凡常饮食，每令节俭。若贪味多餐，临盘大饱，食讫，觉腹中彭亨短气，或至暴疾，仍为霍乱。

又夏至以后，迄至秋分，必须慎肥腻、饼腥、酥油之属，此物与酒浆、瓜果理极相妨。夫在身所以多疾者，皆因春夏取冷太过，饮食不节故也。又鱼鲙诸腥冷之物，多损于人，断之益善。乳酪酥等常食之，令人有筋力，胆干，肌体润泽。卒多食之，亦令胪胀泄利，渐渐自已。

黄帝曰：五味入于口，各有所走，各有所病。酸走筋，多食酸令人癃，不知何以然？少俞曰：酸入胃也，其气涩以收也。上走两焦，两焦之气涩，不能出入，不出即流于胃中，胃中和温，即下注膀胱，膀胱走胞，胞薄以软，得酸则缩卷，约而不通，水道不利，故癃也。阴者积（一作精）筋之所终聚也。酸入胃，走于筋也。

咸走血，多食咸令人渴，何也？答曰：咸入胃也，其气走中焦，注于诸脉。脉者，血之所走也，与咸相得，即血凝，凝则胃中汁泣，汁泣则胃中干渴（《甲乙》云：凝则胃中汁注之，注之则胃中竭）。渴则咽路焦，焦故舌干喜渴。血脉者，中焦之道也。故咸入胃走于血（皇甫士安云：肾合三焦之脉，虽属肝心，而为中焦之道，故咸入而走血也）。

辛走气，多食辛，令人愠心，何也？答曰：辛入胃也，其气走于上焦，上焦者受使诸气，而荣诸阳者也。姜韭之气，熏至荣卫，不时受之，却溜于心下，故愠。愠，痛也。辛味与气俱行，故辛入胃而走气，与气俱出，故气盛也。

苦走骨，多食苦，令人变呕，何也？答曰：苦入胃也，其气燥而涌泄。五谷之气皆不胜苦，苦入下脘。下脘者，三焦之道，皆闭则不通，不通故气变呕也。齿者，骨之所终也，故苦入胃而走骨，入而复出。齿必黧疏（皇甫士安云：水火相济，故骨气通于心）。

甘走肉，多食甘令人恶心，何也？答曰：甘入胃也，甘气弱劣，不能上进于上焦，而与谷俱留于胃中。甘入则柔缓，柔缓则蛔动，蛔动则令人恶心。其气外通于肉，故甘走肉，则肉多粟起而胝（皇甫士安云：其气外通于皮，故曰甘入走皮矣。皮者肉之盖，皮虽属肺，与肉连体，故甘润肌肉并于皮也）。

黄帝问曰：谷之五味所主，可得闻乎？伯高对曰：夫食风者，则有灵而轻举；食气者，则和静而延寿；食谷者，则有智而劳神；食草者，则愚痴而多力；食肉者，则勇猛而多嗔。是以肝木青色，宜酸；心火赤色，宜苦；脾土黄色，宜甘；肺金白色，宜辛；肾水黑色，宜咸。内为五脏，外主五行，色配五方。

五脏所合法　肝合筋，其荣爪。心合脉，其荣色。脾合肉，其荣唇。肺合皮，其荣毛。肾合骨，其荣发。

五脏不可食忌法　多食酸，则皮槁而毛夭；多食苦，则筋缩而爪枯；多食甘，则骨痛而发落；多食辛，则肉胝而唇寒；多食咸，则脉凝泣而色变。

五脏所宜食法　肝病，则食麻、犬肉、李、韭。心病，宜食麦、羊肉、杏、薤。脾病，宜食稗米、牛肉、枣、葵。肺病，宜食黄黍、鸡肉、桃、葱。肾病，宜食大豆黄卷、豕肉、栗、藿（《素问》云：肝色青，宜食甘，粳米、牛肉、枣、葵皆甘。心色赤，宜食酸，小豆、犬肉、李、韭皆酸。肺色白，宜食苦，麦、羊肉、杏、薤皆苦。脾色黄，宜食咸，大豆、豕肉、栗、藿皆咸。肾色黑，宜食辛，黄黍、鸡肉、桃、葱皆辛）。

五味动病法　酸走筋，筋病勿多食酸。苦走骨，骨病勿多食苦。甘走肉，肉病勿多食甘。辛走气，气病勿多食辛。咸走血，血病勿多食咸。

五味所配方　米饭甘（《素问》云粳米甘）、麻酸（《素问》云小豆酸）、大豆咸、麦苦、枣甘、李酸、栗咸、杏苦、桃辛、黄黍辛、葵甘、韭酸、藿咸、薤苦、葱辛、牛甘、犬酸、豕咸、羊苦、鸡辛。

五脏病五味对治法　肝苦急，急食甘以缓之。肝欲散，急食辛以散之，用酸泻之，禁当风。心苦缓，急食酸以收之。心欲软，急食咸以软之，用甘泻之，禁温食、厚衣。脾苦湿，急食苦以燥之。脾欲缓，急食甘以缓之，用苦泻之，禁温食饱食，湿地濡衣。肺苦气上逆息者，急食苦以泻之。肺欲收，急食酸以收之，用辛泻之，禁无寒饮食、寒衣。

千
金
方

肾苦燥，急食辛以润之，开腠理，润致津液通气也。肾欲坚，急食苦以结之，用咸泻之，无犯焠埃，无热衣、温食。是以毒药攻邪，五谷为养，五肉为益，五果为助，五菜为充。精以食气，气养精以荣色。形以食味，味养形以生力。此之谓也。

神藏有五，五五二十五种。形藏有四方、四时、四季、四肢，共为五九四十五。以此辅神，可长生、久视也。精顺五气以为灵也，若食气相恶，则伤精也。形受味以成也，若食味不调，则损形也。是以圣人先用食禁，以存性，后制药以防命也。故形不足者温之以气，精不足者补之以味，气味温补以存形精。

岐伯云：阳为气，阴为味，味归形，形归气，气归精，精归化，精食气，形食味，化生精，气生形。味伤形，气伤精。精化为气，气伤于味。阴味出下窍，阳气出上窍。味厚者为阴，味薄者为阴之阳。气厚者为阳，气薄者为阳之阴。味厚则泄，薄则通流。气薄则发泄，厚则闭塞。壮火之气衰，少火之气壮。壮火食气，气食少火。壮火散气，少火生气。味辛甘，发散为阳；酸苦，涌泄为阴。阴胜则阳病，阳盛则阴病。阴阳调和，则平安。春七十二日省酸增甘，以养脾气；夏七十二日省苦增辛，以养肺气；秋七十二日省辛增酸，以养肝气，冬七十二日省咸增苦，以养心气；季月各十八日省甘增咸，以养肾气。

果实第二

二十九条

槟榔：味辛，温，涩，无毒。消谷逐水，除痰澼。杀三虫，去伏尸，治寸白。

豆蔻：味辛，温，涩，无毒。温中，主心腹痛，止吐呕，去口气臭。

蒲桃：味甘，辛，平，无毒。主筋骨湿痹，益气，倍力，强志，令人肥健，耐饥，忍风寒。久食轻身不老，延年。治肠间水，调中。可作酒，常饮益人，逐水利小便。

覆盆子：味甘，辛，平，无毒。益气轻身，令发不白。

大枣：味甘，辛，热，滑，无毒。主心腹邪气，安中养脾气，助十二经，平胃气，通九窍，补少气、津液、身中不足、大惊、四肢重。可和百药，补中益气，强志，除烦闷心下悬，治肠澼。久服轻身，长年不饥，神仙。

生枣：味甘，辛。多食令人热渴，气胀。若寒热羸瘦者，弥不可食，伤人。

藕实：味甘，苦，寒，无毒。食之令人心欢，止渴去热，补中养神，益气力，除百病。久服轻身耐老，不饥延年。一名水芝。生根寒，止热渴，破留血。

鸡头实：味甘，平，无毒。主湿痹，腰脊膝痛，补中，除暴疾，益精气，强志意，耳目聪明。久服轻身，不饥，耐老，神仙。

芰实：味甘，辛，平，无毒。安中，补五脏，不饥，轻身。一名菱。黄帝云：七月勿食生菱芰，作蛲虫。

栗子：味咸，温，无毒。益气，厚肠胃，补肾气，令人耐饥。生食之良，甚治腰脚不遂。

樱桃：味甘，平，涩。调中益气，可多食，令人好颜色，美志意。

橘柚：味辛，温，无毒。主胸中瘕热（一作满）逆气，利水谷，下气，止呕咳，除膀胱留热停水。破五淋，利小便，治脾不能消谷，却胸中吐逆霍乱，止泻利，去寸白，久服去口臭，下气通神，轻身长年。一名橘皮，陈久者良。

津符子：味苦，平，滑。多食令人口爽，不知五味。

梅实：味酸，平，涩，无毒。下气除热烦满，安心，止肢体痛、偏枯不仁、死肌，去青黑痣、恶痣。止下利、好唾口干，利筋脉。多食，坏人齿。

柿：味甘，寒，涩，无毒。通鼻耳气（一作通和五气），主肠澼不足及火疮、金疮，止痛。

木瓜实：味酸，咸，温，涩，无毒。主湿痹气，霍乱大吐下后脚转筋不止。其生树皮无毒，亦可煮用。

椇（一作枳）实：味甘，平，涩，无毒。主五痔，去三虫，杀蛊毒、鬼疰、恶毒。

甘蔗：味甘，平，涩，无毒。下气和中，补脾气，利大肠，止渴去烦，解酒毒。

软枣：味苦，冷，涩，无毒。多食动宿病，益冷气，发咳嗽。

芋：味辛，平，滑，有毒。宽肠胃，充肌肤，滑中。一名土芝，不可多食，动宿冷。

乌芋：味苦、甘，微寒，滑，无毒。主消渴痹热，益气。一名藉姑，一名水萍。三月采。

杏核仁：味甘，苦，温，冷而利，有毒。主咳逆上气，肠中雷鸣，喉痹，下气，产乳金疮，寒心奔豚，惊痫，心下烦热，风气去来，时行头痛，解肌，消心下急，杀狗毒。五月采之。其一核两仁者害人，宜去之。杏实尚生，味极酸，其中核犹未硬者，采之曝干以食，甚止渴，去冷热毒。扁鹊云：杏仁不可久服，令人目盲，眉发落，动一切宿病。

桃核仁：味苦、甘、辛，平，无毒。破瘀血、血闭瘕、邪气，杀小虫，治咳逆上气。消心下硬，除卒暴击血，破癥瘕，通月水，止心痛。七月采。凡一切果核中有两仁者并害人，不在用。其实味酸，无毒，多食令人有热。黄帝云：饱食桃入水浴，成淋病。

李核仁：味苦，平，无毒。主僵仆，瘀血骨痛。实味苦，酸，微温，涩，无毒。除固热，调中，宜心，不可多食，令人虚。黄帝云：李子不可和白蜜食，蚀人五内。

梨：味甘，微酸，寒，涩，有毒。除客热气，止心烦。不可多食，令人寒中。金疮、产妇勿食，令人萎困、寒中。

林檎：味酸，苦，平，涩，无毒。止渴、好唾。不可多食，令人百脉弱。

奈子：味酸，苦，寒，涩，无毒。耐饥，益心气。不可多食，令人胪胀。久病人食之，其病尤甚。

安石榴：味甘、酸，涩，无毒。止咽燥渴。不可多食，损人肺。

枇杷叶：味苦，平，无毒。主哕不止，下气。正尔削取生树皮嚼之，少少咽汁，亦可。煮汁冷服，大佳。

胡桃：味甘，冷，滑，无毒。不可多食，动痰饮，令人恶心，吐水，吐食。

菜蔬第三

五十八条

枸杞叶：味苦，平，涩，无毒。补虚羸，益精髓。谚云：去家千里，勿食萝摩、枸杞。此则言强阳道、资阴气速疾也。

萝摩：味甘，平，无毒。一名苦丸。其叶厚大，作藤，生摘之，有白汁出。人家所种，亦可生啖，亦可蒸煮食之。补益与枸杞叶同。

瓜子：味甘，平，寒，无毒。令人光泽，好颜色，益气，不饥，久服轻身耐老，又除胸满心不乐，久食寒中。可作面脂。一名水芝，一名白瓜子，即冬瓜仁也。八月采。

白冬瓜：味甘，微，无毒。除小腹水胀，利小便，止消渴。

凡瓜：味甘，寒，滑，无毒。去渴，多食令阴下痒湿生疮，发黄疸。黄帝云：九月勿食被霜瓜，向冬发寒热及温病。初食时，即令人欲吐也，食竟，心内作停水，不能自消，或为反胃。凡瓜入水沉者，食之得冷病，终身不瘥。

越瓜：味甘，平，无毒。不可久食。益肠胃。

胡瓜：味甘，寒，有毒。不可多食，动寒热，多疟病，积瘀血热。

早青瓜：味甘，寒，无毒。食之去热烦。不可久食，令人多忘。

冬葵子：味甘，寒，无毒。主五脏六腑寒热羸瘦，破五淋，利小便，妇人乳难，血闭。久服坚骨，长肌肉，轻身延年。十二月采。叶：甘，寒，滑，无毒。宜脾，久食利胃气；其心伤人。百药忌食心，心有毒。黄帝云：霜葵陈者，生食之动五种流饮，饮盛则吐水。凡葵菜和鲤鱼鲊食之害人。四季之月土王时，勿食生葵菜，令人饮食不化，发宿病。

苋菜实：味甘，寒，涩，无毒。主青盲、白翳，明目，除邪气，利大小便，去寒热，杀蛔虫。久服益气力，不饥，轻身。一名马苋，一名莫实，即马齿苋菜也。治反花疮。

小苋菜：味甘，大寒，滑，无毒。可久食，益气力，除热。不可共鳖肉食，成鳖瘕。蕨菜亦成鳖瘕。

邪蒿：味辛，温，涩，无毒。主胸膈中臭恶气，利肠胃。

苦菜：味苦，大寒，滑，无毒。主五脏邪气，厌谷胃痹，肠澼，大渴热中，暴疾，恶疮。久食安心益气，聪察少卧，轻身耐老，耐饥寒。一名荼草，一名选，一名游冬。冬不死。四月上旬采。

荠菜：味甘，温，涩，无毒。利肝气，和中，杀诸毒。其子主明目、目痛、泪出。其根主目涩痛。

芜菁及芦菔菜：味苦，冷，涩，无毒。利五脏，轻身益气，宜久食。

芜菁子：明目，九蒸曝，疗黄疸，利小便，久服神仙。根：主消风热毒肿。不可多食，令人气胀。

嵩（一作菘）菜：味甘，温，涩，无毒。久食通利肠胃，除胸中烦，解消渴。本是蔓菁也，种之江南即化为嵩，亦如枳橘，所生土地随变。

芥菜：味辛，温，无毒。归鼻，除肾邪，大破咳逆，下气，利九窍，明目聪耳，安中，久食温中，又云寒中。其子：味辛，辛亦归鼻，有毒。主喉痹，去一切风毒肿。黄帝云：芥菜不可共兔肉食，成恶邪病。

苜蓿：味苦，平，涩，无毒。安中，利人四体，可久食。

荏子：味辛，温，无毒。主咳逆，下气，温中，补髓。其叶：主调中，去臭气。九月采，阴干用之。油亦可作油衣。

蓼实：味辛，温，无毒。明目，温中，解肌，耐风寒。下水气，面目浮肿，却痈疽。其叶：辛，归舌。治大小肠邪气，利中，益志。黄帝云：蓼食过多有毒，发心痛。和生鱼食之，令人脱气，阴核疼痛求死。妇人月事来，不用食蓼及蒜，喜为血淋带下。二月勿食蓼，伤人肾。扁鹊云：蓼，久食令人寒热，损骨髓，杀丈夫阴气，少精。

葱实：味辛，温，无毒，宜肺。辛归头，明目，补中不足。其茎：白，平，滑，可作汤。主伤寒寒热，骨肉碎痛，能出汗。治中风，面目浮肿，喉痹不通。安胎。杀桂。其青叶：温，辛，归目。除肝中邪气，安中，利五脏，益目精，发黄疸，杀百药毒。其根须：平。主伤寒头痛。葱中涕及生葱汁：平，滑。止尿血，解藜芦及桂毒。黄帝云：食生葱即啖蜜，变作下利；食烧葱并啖蜜，拥（一作壅）气而死。正月不得食生葱，令人面上起游风。

格葱：味辛，微温，无毒。除瘴气恶毒。久食益胆气，强志。其子：主泄精。

薤：味苦，辛，温，滑，无毒。宜心，辛归骨。主金疮疮败，能生肌肉，轻身不饥，耐老。菜芝也。除寒热，去水气，温中，散结气，利产妇、病人。诸疮、中风寒水肿，生捣敷之。鲠骨在咽不下者，食之则去。黄帝云：薤不可共牛肉作羹食之，成瘕疾。韭亦然。十月、十一月、十二月，勿食生薤，令人多涕唾。

韭：味辛，酸，温，涩，无毒。辛归心，宜肝。可久食，安五脏，除胃中热。不利病人其心腹有痼冷者，食之必加剧。其子：主梦泄精，尿色白。根：煮汁以养发。黄帝云：霜韭冻不可生食，动宿饮，饮盛必吐水。五月勿食韭，损人滋味，令人乏气力。二月、三月宜食韭，大益人心。

白蘘荷（一作白荷）：味辛，微温，涩，无毒。主中蛊及疟病。捣汁服三合（一本作二合），日二。生根：主诸疮。

荼菜：味甘，苦，大寒，无毒。主时行壮热，解风热恶毒。

紫苏：味辛，微温，无毒。下气，除寒中，其子尤善。

鸡苏：味辛，微温，涩，无毒。主吐血，下气。一名水苏也。

罗勒：味苦，辛，温，平，涩，无毒。消停水，散毒气。不可久食，涩荣卫诸气。

芜荑：味辛，平，热，滑，无毒。主五内邪气，散皮肤骨节中淫淫温行毒，去三虫，能化宿食不消，逐寸白，散腹中温温喘息。一名无姑，一名姑榆。盛器物中甚辟水蛭，其气甚臭，此即山榆子作之。

凡榆叶：味甘，平，滑，无毒。主小儿痫，小便不利，伤暑热困闷，煮汁冷服。生榆白皮：味甘，冷，无毒。利小便，破石淋。花：主小儿头疮。

胡荽子：味酸，平，无毒。消谷，能复食味。叶不可久食，令人多忘。华佗云：胡荽菜，患胡臭人、患口气臭、䘌齿人食之加剧。腹内患邪气者，弥不得食，食之发宿病，金疮尤忌。

海藻：咸，寒，滑，无毒。主瘿瘤结气，散颈下硬核痛者，肠内上下雷鸣，下十二水肿，利小便，起男子阴气。

昆布：味咸，寒，滑，无毒。下十二水肿、瘿瘤结气、瘘疮，破积聚。

茼蒿：味辛，平，无毒。安心气，养脾胃，消痰饮。

白蒿：味苦，辛，平，无毒。养五脏，补中益气，长毛发。久食不死，白兔食之仙。

吴葵：一名蜀葵。味甘，微寒，滑，无毒。花：定心气。叶：除客热，利肠胃。不可久食，钝人志性。若食之，被狗啮者，疮永不瘥。

蘿：味咸，寒，涩，无毒。宜肾，主大小便数，去烦热。

香菜（一本作莱）：味辛，微温。主霍乱、腹痛、吐下，散水肿、烦心，去热。

甜瓟：味甘，平，滑，无毒。主消渴、恶疮，鼻口中肉烂痛。其叶：味甘，平，主耐饥。扁鹊云：患脚气虚胀者，不得食之，患永不除。

莼：味甘，寒，滑，无毒。主消渴热痹。多食动痔病。

落葵：味酸，寒，无毒。滑中，散热实，悦泽人面。一名天葵，一名繁露。

繁蒌：味酸，平，无毒。主积年恶疮痔不愈者。五月五日日中采之，即名滋草，一名鸡肠草，干之烧作焦灰用。扁鹊云：丈夫患恶疮，阴头及茎作疮脓烂，疼痛不可堪忍，久不瘥者，以灰一分，蚯蚓新出屎泥二分，以少水和研，缓如煎饼面，以泥疮上，干则易之。禁酒、面、五辛并热食等。黄帝云：繁、蒌合组鲊食之，发消渴病，令人多忘。别有一种，近水渠中温湿处冬生，其状类胡荽，亦名鸡肠菜，可以疗痔病，一名天胡荽。

葴：味辛，微温，有小毒。主蠼螋尿疮。多食令人气喘。不利人脚，多食脚痛。

葫：味辛，温，有毒。辛归五脏，散痈疽，治置疮，除风邪，杀蛊毒气，独子者最良。黄帝云：生葫合青鱼鲊食之，令人腹内生疮，肠中肿，又成疝瘕。多食生葫行房，伤肝气，令人面无色。四月八月勿食葫，伤人神，损胆气，令人喘悸，胁肋气急，口味多爽。

小蒜：味辛，温，无毒。辛归脾、肾。主霍乱，腹中不安，消谷，理胃气，温中，除邪痹毒气。五月五日采，曝干。叶：主心烦痛，解诸毒，小儿丹疹，不可久食，损人心力。黄帝云：食小蒜啖生鱼，令人夺气，阴核疼求死。三月勿食小蒜，伤人志性。

茗叶：味苦，咸，酸，冷，无毒。可久食，令人有力，悦志，微动气。黄帝云：不可共韭食，令人身重。

蕃荷菜：味苦，辛，温，无毒。可久食，却肾气，令人口气香洁。主辟邪毒，除劳弊。形瘦疲倦者不可久食，动消渴病。

苍耳子：味苦、甘，温。叶：味苦，辛，微寒，涩，有小毒。主风头寒痛，风湿痹，四肢拘急挛痛，去恶肉死肌、膝痛、溪毒。久服益气，耳目聪明，强志轻身。一名胡菜，一名地葵，一名菔，一名常思。蜀人名羊负来，秦名苍耳，魏人名只刺。黄帝云：戴甲苍耳，不可共猪肉食，害人。食甜粥，复以苍耳甲下之，成走注，又患两胁。立秋后忌食之。

食茱萸：味辛，苦，大温，无毒。九月采，停陈久者良。其子闭口者有毒，不任用。止痛下气，除咳逆，去五脏中寒冷，温中，诸冷实不消。其生白皮：主中恶腹痛，止齿疼。其根细者：去三虫、寸白。黄帝云：六月、七月勿食茱萸，伤神气，令人起伏气。咽喉不通彻，贼风中人，口僻不能语者，取茱萸一升，去黑子及合口者，好豉三升，二物以清酒和煮四五沸，取汁冷，服半升，日三，得小汗瘥。蛊螫人，嚼茱萸封上止。

蜀椒：味辛，大热，有毒。主邪气，温中下气，留饮宿食，能使痛者痒，痒者痛。久食令人乏气，失明。主咳逆，逐皮肤中寒冷，去死肌、湿痹痛、心下冷气，除五脏六腑寒，百骨节中积冷，温疟，大风汗自出者，止下利，散风邪。合口者害人，其中黑子有小毒，下水。仲景云：熬用之。黄帝云：十月勿食椒，损人心，伤血脉。

干姜：味辛，热，无毒。主胸中满，咳逆上气，温中，止漏血、出汗，逐风湿痹、肠澼下利、寒冷腹痛、中恶、霍乱、胀满、风邪诸毒、皮肤间结气，止唾血。生者尤良。

生姜：味辛，微温，无毒。辛归五脏，主伤寒头痛，去痰下气，通汗。除鼻中塞，咳逆上气，止呕吐，去胸膈上臭气，通神明。黄帝云：八月、九月勿食姜，伤人神，损寿。胡居士云：姜杀腹中长虫，久服令人少志、少智，伤心性。

堇葵：味苦，平，无毒。久服除人心烦急，动痰冷，身重，多懈惰。

芸薹：味辛，寒，无毒。主腰脚痹。若旧患腰脚痛者，不可食，必加剧。又治油肿丹毒，益胡臭。解禁咒之辈，出《五明经》。其子主梦中泄精，与鬼交者。胡居士云：世人呼为寒菜，甚辣。胡臭人食之，病加剧。陇西氐羌中多种食之。

竹笋：味甘，微寒，无毒。主消渴，利水道，益气力，可久食，患冷人食之心痛。

野苣：味苦，平，无毒。久服轻身少睡。黄帝云：不可共蜜食之，作痔。又白苣：味苦，平，无毒。益筋力。黄帝云：不可共酪食，必作虫。

茴香菜：味苦，辛，微寒，涩，无毒。主霍乱，辟热，除口气臭。肉和水煮，下少许，即无臭气。故曰茴香。酱臭末中亦香。其子：主蛇咬疮久不瘥者，捣敷之。又治九种瘘。

蕈菜：味苦，寒，无毒。主小儿火丹诸毒肿，去暴热。

蓝菜：味甘，平，无毒。久食大益肾，填髓脑，利五脏，调六腑。胡居士云：河东陇西羌胡多种食之，汉地鲜有。其叶长大厚，煮食甘美。经冬不死，春亦有英，其花黄，生角结子。子甚治人多睡。

扁竹叶：味苦，平，涩，无毒。主浸淫、疥瘙、疽痔，杀三虫，女人阴蚀。扁鹊云：煮汁与小儿冷服，治蛔虫。

蕲菜：味苦，酸，冷，涩，无毒。益筋力，去伏热。治五种黄病。生捣，绞汁，冷服一升，日二。

黄帝云：五月五日勿食一切菜，发百病。凡一切菜，熟煮热食。时病瘥后，食一切肉并蒜，食竟行房，病发必死；时病瘥后未健，食生青菜者，手足必青肿；时病瘥未健，食青菜竟行房，病更发必死。十月勿食被霜菜，令人面上无光泽，目涩痛。又疟发，心痛，腰疼，或致心疟，发时手足十指爪皆青，困痿。

谷米第四

二十七条

薏苡仁：味甘，温，无毒。主筋拘挛不可屈伸，久风湿痹，下气。久服轻身益力。其生根，下三虫。《名医》云：薏苡仁除筋骨中邪气不仁，利肠胃，消水肿，令人能食。一名𧄸，一名感米，蜀人多种食之。

胡麻：味甘，平，无毒。主伤中虚羸，补五内，益气力，长肌肉，填髓脑，坚筋骨，疗金疮，止痛，及伤寒温疟大吐下后，虚热困乏。久服，轻身不老，聪明耳目，耐寒暑，延年。作油微寒，主利大肠，产妇胞衣不落。生者摩疮肿，生秃发，去头面游风。一名巨胜，一名狗虱，一名方茎，一名鸿藏。叶名青蘘，主伤暑热；花主生秃发。七月采最上摽头者，阴干用之。

白麻子：味甘，平，无毒。宜肝，补中益气，肥健不老。治中风汗出，逐水，利小便，破积血风毒肿，复血脉，产后乳余疾。能长发，可为沐药。久服神仙。

饧：味甘，微温，无毒。补虚冷，益气力，止肠鸣、咽痛，除唾血，却卒嗽。

大豆黄卷：味甘，平，无毒。主久风湿痹，筋挛膝痛；除五脏胃气结积，益气，止毒；去黑痣、面䵟，润泽毛皮。宜肾。

生大豆：味甘，平，冷，无毒。生捣，醇醋和涂之，治一切毒肿，并止痛。煮汁冷服之，杀鬼毒，逐水胀，除胃中热，却风痹、伤中、淋露、下瘀血，散五脏结积内寒，杀乌头三建，解百药毒。不可久服，令人身重。其熬屑：味甘，温，平，无毒。主胃中热，去身肿，除痹，消谷，止腹胀。九月采。黄帝云：服大豆屑，忌食猪肉。炒豆不得与一岁以上、十岁以下小儿食，食竟啖猪肉，必拥气死。

赤小豆：味甘、咸，平，冷，无毒。下水肿，排脓血。一名赤豆。不可久服，令人枯燥。

青小豆：味甘，咸，温，平，涩，无毒。主寒热，热中，消渴，止泄利，利小便，除吐逆、卒澼、下腹胀满。一名麻累，一名胡豆。黄帝云：青小豆合鲤鱼鲊食之，令人肝黄，五年成干痟病。

大豆豉：味苦，甘，寒，涩，无毒。主伤寒头痛，寒热，辟瘴气恶毒，烦躁满闷，虚劳喘吸，两脚疼冷，杀六畜胎子诸毒。

扁豆：味甘，微温，无毒。和中下气。其叶：平，主霍乱，吐下不止。

荞麦：味酸，微寒，无毒。食之难消，动大热风。其叶生食动刺风，令人身痒。黄帝云：作面和猪、羊肉热食之，不过八九顿，作热风，令人眉须落，又还生，仍稀少。泾邠以北，多患此疾。

大麦：味咸，微寒，滑，无毒。宜心，主消渴，除热。久食令人多力，健行。作糵：温，消食和中。熬末令赤黑，捣作麨，止泄利。和清醋浆服之，日三夜一。

小麦：味甘，微寒，无毒。养肝气，去客热，止烦渴咽燥，利小便，止漏血唾血，令女人孕必得。易作曲，六月作者温，无毒，主小儿痫（一作病），食不消，下五痔虫，平胃气，消谷，止利。作面：温，无毒，不能消热止烦。不可多食，长宿澼，加客气，难治。

青粱米：味甘，微寒，无毒。主胃痹，热中，除消渴，止泄利，利小便，益气力，补中，轻身，长年。

黄粱米：味甘，平，无毒。益气和中，止泄利。人呼为竹根米。又却当风卧湿寒中者。

白粱米：味甘，微寒，无毒。除热，益气。

粟米：味咸，微寒，无毒。养肾气，去骨痹热中，益气也。

陈粟米：味苦，寒，无毒。主胃中热，消渴，利小便。

丹黍米：味苦，微温，无毒。主咳逆上气，霍乱，止泄利，除热，去烦渴。

白黍米：味甘，辛，温，无毒。宜肺，补中，益气。不可久食，多热，令人烦。黄帝云：五种黍米，合葵食之，令人成痼疾。又以脯腊着五种黍米中藏储食之，云令人闭气。

陈廪米：味咸，酸，微寒，无毒。除烦热，下气调胃，止泄利。黄帝云：久藏脯腊安米中，满三月，人不知，食之害人。

糵米：味苦，微温，无毒。主寒中，下气，除热。

秫米：味甘，微寒，无毒。主寒热，利大肠，治漆疮。

酒：味苦，甘，辛，大热，有毒。行药势，杀百邪恶气。黄帝云：暴下后饮酒者，膈上变为伏热；食生菜饮酒，莫炙腹，令人肠结。扁鹊云：

久饮酒者，腐肠烂胃，渍髓蒸筋，伤神损寿；醉当风卧，以扇自扇，成恶风；醉以冷水洗浴，成疼痹；大醉汗出，当以粉粉身，令其自干，发成风痹。常日未没食讫，即莫饮酒，终身不干呕；饱食讫，多饮水及酒，成痞澼。

稷米：味甘，平，无毒。益气安中，补虚和胃，宜脾。

粳米：味辛，苦，平，无毒。主心烦，断下利，平胃气，长肌肉，温中。一云生者冷，燔者热。

糯米：味苦，温，无毒。温中，令人能食，多热，大便硬。

醋：味酸，温，涩，无毒。消痈肿，散水气，杀邪毒，血运。扁鹊云：多食醋，损人骨。能理诸药，消毒热。

盐：味咸，温，无毒。杀鬼蛊、邪注、毒气、下部䘌疮，伤寒寒热，能吐胸中痰澼，止心腹卒痛，坚肌骨。不可多食，伤肺喜咳，令人色肤黑，损筋力。扁鹊云：盐能除一切大风疾痛者，炒熨之。黄帝云：食甜粥竟，食盐即吐，或成霍乱。

鸟兽第五

四十条

人乳汁：味甘，平，无毒。补五脏，令人肥白悦泽。

马乳汁：味辛，温，无毒。止渴。

牛乳汁：味甘，微寒，无毒。补虚羸，止渴。入生姜、葱白，止小儿吐乳。补劳。

羊乳汁：味甘，微温，无毒。补寒冷、虚乏、少血色，令人热中。

驴乳：味酸，寒（一云大寒），无毒。主大热，黄疸，止渴。

母猪乳汁：平，无毒。主小儿惊痫，以饮之，神妙。

马牛羊酪：味甘，酸，微寒，无毒。补肺脏，利大肠。黄帝云：食甜酪竟，即食大醋者，变作血瘕及尿血。华佗云：马牛羊酪，蚰蜒入耳者，灌之即出也。

沙牛及白羊酥：味甘，微寒，无毒。除胸中客气，利大小肠，治口疮。

牦牛酥：味甘，平，无毒。去诸风湿痹，除热，利大便，去宿食。

醍醐：味甘，平，无毒。补虚，去诸风痹，百炼乃佳。甚去月蚀疮，添髓，补中，填骨，久服增年。

熊肉：味甘，微寒，微温，无毒。主风痹不仁，筋急五缓。若腹中有积聚，寒热赢瘦者，食熊肉，病永不除。其脂味甘，微寒，治法与肉同。又去头疡、白秃、面皯䵌，食饮呕吐。久服强志不饥，轻身长年。黄帝云：一切诸肉，煮不熟，生不敛者，食之成瘕。熊及猪二种脂，不可作灯，其烟气入人目，失明，不能远视。

羖羊角：味酸，苦，温，微寒，无毒。主青盲，明目，杀疥虫，止寒泄、心畏惊悸。除百节中结气及风伤蛊毒，吐血，妇人产后余痛。烧之，杀鬼魅，辟虎野狼。久服安心益气，轻身。勿令中湿，有毒。髓：味甘，温，无毒。主男子女人伤中，阴阳气不足，却风热，止毒，利血脉，益经气，以酒和服之，亦可久服，不损人。

青羊胆汁：冷，无毒。主诸疮，能生人身脉，治青盲，明目。肺：平，补肺治嗽，止渴，多小便，伤中，止虚，补不足，去风邪。肝：补肝明目。心：主忧恚，膈中逆气。肾：补肾气虚弱，益精髓。头骨：主小儿惊痫，煮以浴之。蹄肉：平，主丈夫五劳七伤。肉：味苦，甘，大热，无毒。主暖中止痛，字乳余疾，及头脑中大风，汗自出，虚劳寒冷。能补中益气力，安心止惊，利产妇，不利时患人。头肉：平。主风眩癫疾，小儿惊痫，丈夫五劳七伤。其骨：热。主虚劳寒中赢瘦。其宿有热者，不可食。生脂：止下利脱肛，去风毒，妇人产后腹中绞痛。肚：主胃反，治虚羸，小便数，止虚汗。

黄帝云：羊肉共醋食之伤人心，亦不可共生鱼、酪和食之，害人。凡一切羊蹄甲中有珠子白者，名羊悬筋，食之令人癫。白羊黑头，食其脑，作肠痈。羊肚共饭饮常食，久之成反胃，作噎病。甜粥共肚食之，令人多唾，喜吐清水。羊脑、猪脑：男子食之损精气，少子。若欲食者，烂研如粉，和醋食之，然终不若不食为佳。青羊肝和小豆食之，令人目少明。一切羊肝生共椒食之，破人五脏，伤心，最损小儿。弥忌水中柳木及白杨木，不得铜器中煮杀羊肉，食之，丈夫损阳，女子绝阴。暴下后不可食羊肉髓及骨汁，成烦热难解，还动利。凡六畜五脏，着草自动摇，及得咸醋不变色，又堕地不汗，又与犬，犬不食者，皆有毒，杀人。六月勿食羊肉，伤人神气。

沙牛髓：味甘，温，无毒。安五脏，平胃气，通十二经脉，理三焦约（疑衍），温骨髓，补中，续绝伤，益气力，止泄利，去消渴。皆以清酒和，暖服之。肝：明目。胆：可丸百药，味苦，大寒，无毒，除心腹热渴，止下利，去口焦燥，益目精。心：主虚忘。肾：主湿痹，补肾气，益精。齿：主小儿牛痫。肉：味甘，平，无毒，主消渴，止唾涎出，安中，益气力，养脾胃气。不可常食，发宿病。自死者不任（原作在）食。喉咙：主小儿呷也。

黄犍、沙牛、黑牡牛尿：味苦、辛，微温，平，无毒。主水肿，腹脚俱满者，利小便。黄帝云：乌牛自死北首者，食其肉害人。一切牛盛热时卒死者，总不堪食，食之作肠痈。患甲蹄牛，食其蹄中拒筋，令人作肉刺。独肝牛肉，食之杀人，牛食蛇者独肝。患疥牛、马肉食之，令人身体痒。牛肉共猪肉食之，必作寸白虫。直尔黍米、白酒、生牛肉共食，亦作寸白虫，大忌。人下利者，食自死牛肉必加剧。一切牛、马乳汁及酪，共生鱼食之，成鱼瘕。六畜脾，人一生莫食。十二月勿食牛肉，伤人神气。

马心：主喜忘。肺：主寒热茎痿。肉：味辛，苦，平，冷，无毒。主伤中，除热，下气，长筋，强腰脊，壮健强志，利意，轻身，不饥。黄帝云：白马自死，食其肉害人。白马玄头，食其脑令人癫。白马鞍下乌色彻肉裹者，食之伤人五脏。下利者，食马肉必加剧。白马青蹄，肉不可食。一切马汗气及毛不可入食中，害人。诸食马肉心烦闷者，饮以美酒则解，白酒则剧。五月勿食马肉，伤人神气。野马阴茎：味酸，咸，温，无毒。主男子阴痿缩，少精。肉：辛，平，无毒。主人马痫，筋脉不能自收，周痹，肌不仁。病死者，不任用。

驴肉：味酸，平，无毒。主风狂，愁忧不乐，能安心气。病死者，不任用。其头，烧却毛，煮取汁以浸曲酿酒，甚治大风动摇不休者。皮胶亦治大风。

狗阴茎：味酸，平，无毒。主伤中，丈夫阴痿不起。脑：主头风痹，下部䘌疮，疮中息肉。肉：味酸，咸，温，无毒。宜肾，安五脏，补绝伤劳损。久病大虚者，服之轻身，益气力。黄帝云：白犬合海鮸食之，必得恶病。白犬自死不出舌者，食之害人。犬春月多狂，若鼻赤起而燥者，此欲狂。其肉不任食。九月勿食犬肉，伤人神气。

豚卵：味甘，温，无毒。除阴茎中痛，惊痫，鬼气，蛊毒。除寒热，奔豚，五癃，邪气挛缩（一名豚颠）。阴干，勿令败。豚肉：味辛，平，有小毒。不可久食，令人遍体筋肉碎痛，乏气。大猪后脚悬蹄甲：无毒。主五痔，伏热在腹中，肠痈内蚀，取酒浸半日，炙焦用之。四蹄：小寒，无毒。主伤挞诸败疮。母猪蹄：寒，无毒。煮汁服之，下乳汁，甚解石药毒。大猪头肉：平，无毒。补虚乏气力，去惊痫、鬼毒、寒热、五癃。脑：主风眩。心：平，无毒。主惊邪、忧恚、虚悸、气逆，妇人产后中风，聚血气惊恐。肾：平，无毒。除冷利，理肾气，通膀胱。肝：味苦，平，无毒。主明目。猪肺：微寒，无毒。主冻疮痛痒。肚：微寒，无毒。补中益气，止渴，断暴利虚弱。肠：微寒，无毒。主消渴、小便数，补下焦虚竭。其肉间脂肪：平，无毒。主煎诸膏药，破冷结，散宿血，解斑蝥、芫青毒。猪洞肠：平，无毒。主洞肠挺，出血多者。豭猪肉：味苦酸，冷，无毒。主狂病多日不愈。

凡猪肉：味苦，微寒，宜肾，有小毒。补肾气虚竭，不可久食，令人少子精，发宿病，弱筋骨，闭血脉，虚人肌肉。有金疮者，食之疮尤甚。猪血：平，涩，无毒。主卒下血不止，美酒清者和炒服之。又主中风绝伤，头中风眩，及诸淋露、奔豚、暴气。黄帝云：凡猪肝肺，共鱼鲊食之，作痈疽。猪肝共鲤鱼肠、鱼子食之，伤人神。豚脑：损男子阳道，临房不能行事。八月勿食猪肺及饴，和食之，至冬发疽。十月勿食猪肉，损人神气。

鹿头肉：平，主消渴，多梦妄见者。生血，治痈肿。茎筋：主劳损。蹄肉：平。主脚膝骨中疼痛，不能践地。骨：主内虚，续绝伤，补骨，可作酒。髓：味甘、温。主丈夫妇人伤中脉绝，筋急痛，咳逆，以酒和服。肾：平。主补肾气。肉：味苦，温，无毒。补中，强五脏，益气力。肉生者，主中风口僻不正，细细锉碎，以敷僻上。华佗云：和生椒，捣敷之，使一人专看，正则急去之。不尔，复牵向不僻处。角：锉取屑一升，白蜜五升，溲之，微火熬，令小变色。曝干，更捣筛，服方寸匕，日三。令人轻身，益气力，强骨髓，补绝伤。黄帝云：鹿胆白者，食其肉，害人。白鹿肉不可和蒲白作羹食，发恶疮。五月勿食鹿肉，伤人神气。胡居士云：鹿性惊烈，多别良草，恒食九物，余者不尝，群处必依山冈，产归下泽；飨神用其肉者，以其性烈清净故也。凡饵药之人，不可食鹿肉，服药必不得力。所以然者，以鹿常食解毒之草，是故能制毒、散诸药故也。九草者，葛叶花、鹿葱、鹿药、白蒿、水芹、甘草、齐头蒿、山苍耳、荠苨。

獐骨：微温，无毒。主虚损，泄精。肉：味甘，温，无毒。补益五脏。髓：益气力，悦泽人面。獐无胆，所以怯弱多惊恐。黄帝云：五月勿食獐肉，伤人神气也。

麋脂：味辛，温，无毒。主痈肿、恶疮、死肌、寒热，风寒湿痹，四肢拘缓不收，风头肿气，通腠理，柔皮肤，不可近男子阴，令痿。一名宫脂。十月取。黄帝云：生麋肉共虾汁合食之，令人心痛；生麋肉共雉肉食之，作痼疾。

虎肉：味酸，无毒。主恶心欲呕，益气力，止多唾，不可热食，坏人齿。虎头骨：治风邪。眼睛：主惊痫也。

豹肉：味酸，温，无毒。宜肾，安五脏，补绝伤，轻身益气，久食利人。

狸肉：温，无毒。补中，轻身，益气，亦治诸注。黄帝云：正月勿食虎、豹、狸肉，伤人神，损寿。

兔肝：主目暗。肉：味辛，平，涩，无毒。补中益气，止渴。兔无脾，所以能走。盖以属二月建卯木位也，木克土，故无脾焉。马无脾，故亦能走也。黄帝云：兔肉和獭肝食之，三日必成遁尸；共白鸡肝心食之，令人面失色，一年成瘅黄；共姜食，变成霍乱；共白鸡肉食之，令人血气不行。二月勿食兔肉，伤人神气。

生鼠：微温，无毒。主踒折，续筋补骨，捣敷之，三日一易。

獭肝：味甘，有小毒。主鬼疰、蛊毒，却鱼鲠，止久嗽。皆烧作灰，酒和服之。獭肉：味甘，温，无毒。主时病疫气，牛马时行病。皆煮取汁，停冷服之，六畜灌之。

狐阴茎：味甘，平，有小毒。主女子绝产，阴中痒，小儿阴癫，卵肿。肉并五脏及肠肚：味苦，微寒，有毒。主蛊毒寒热，五脏痼冷，小儿惊痫，大人狂病见鬼。

黄帝云：麝肉共鹄肉食之，作癥瘕。野猪青蹄不可食，及兽赤足者不可食。野兽自死北首伏地不可食。兽有歧尾不可食。家兽自死，共鲙汁食之，作疽疮。十一月勿食经夏臭脯，成水病，作头眩，丈夫阴痿。甲子日勿食一切兽肉，大吉。鸟飞投人不肯去者，口中必有物。看口中无者，拔一毛放之，大吉。一切禽兽自死无伤处不可食。三月三日勿食鸟兽五脏及一切果菜五辛等物，大吉。

丹雄鸡肉：味甘，微温，无毒。主女人崩中漏下，赤白带，补虚，温中，能愈久伤，乏疮不瘥者。通神，杀恶毒。

黄雌鸡肉：味酸，咸，平，无毒。主伤中，消渴，小便数而不禁，肠澼泄利，补益五脏绝伤，五劳，益气力。

鸡子黄：微寒。主除热、火灼、烂疮、痓。可作虎魄神物。

卵白汁：微寒。主目热赤痛，除心下伏热，止烦满咳逆，小儿泄利，妇人产难，胞衣不出，生吞之。

白雄鸡肉：味酸，微温，无毒。下气，去狂邪，安五脏，伤中，消渴。

乌雄鸡肉：味甘，温，无毒。补中，止心痛。

黑雌鸡肉：味甘，平，无毒。除风寒湿痹，五缓六急，安胎。

黄帝云：一切鸡肉合鱼肉汁食之，成心瘕。鸡具五色者，食其肉必狂。若有六趾四距，玄鸡白头，家鸡及野鸡鸟生子有纹八字，鸡及野鸟死不伸足爪，此种食之害人。鸡子白共蒜食之，令人短气。鸡子共鳖肉蒸，食之害人。鸡肉、獭肉共食作遁尸注，药所不能治。食鸡子，啖生葱，变成短气。鸡肉、犬肝肾共食害人。生葱共鸡、犬肉食，令人谷道终身流血。乌鸡肉合鲤鱼肉食，生痈疽。鸡、兔、犬肉和食必泄利。野鸡肉共家鸡子食之，成遁尸，尸鬼缠身，四肢百节疼痛。小儿五岁以下饮乳未断者，勿食鸡肉。二月勿食鸡子，令人常恶心。丙午日食鸡、雉肉，丈夫烧死、目盲，女人血死、妄见。四月勿食暴鸡肉，作内疽，在胸腋下出漏孔，丈夫少阳，女人绝孕，虚劳乏气。八月勿食鸡肉，伤人神气。

雉肉：味酸，微寒，无毒。补中益气，止泄利。久食令人瘦。嘴：主蚁瘘。黄帝云：八月建酉日食雉肉，令人短气。八月勿食雉肉，损人神气。

白鹅脂：主耳卒聋，消以灌耳。毛：主射工水毒。肉：味辛，平，利五脏。

鹜肪：味甘，平，无毒。主风虚寒热。肉：补虚乏，除客热，利脏腑及水道。黄帝云：六月勿食鹜肉，伤人神气。

鸳鸯肉：味苦，微温，无毒。主瘘疮，清酒浸之，炙令热，以敷上，亦炙服之。又治梦思慕者。

雁肪：味甘，平，无毒。主风挛拘急，偏枯，血气不通利。肉：味甘，平，无毒。久服长发、鬓、须、眉，益气不饥，轻身耐暑。黄帝云：六月勿食雁肉，伤人神气。

越燕屎：味辛，平，有毒。主杀蛊毒、鬼疰，逐不祥邪气，破五癃，利小便。熬香用之，治口疮。肉不可食，入水为蛟龙所杀。黄帝云：十一月勿食鼠肉、燕肉，损人神气。

石蜜：味甘，平，微寒，无毒。主心腹邪气，惊痫痉，安五脏，治诸不足，益气补中，止腹痛，解诸药毒，除众病，和百药，养脾气，消心烦，食饮不下，止肠澼，去肌中疼痛，治口疮，聪明耳目，久服强志，轻身，不饥，耐老，延年，神仙。一名石饴，白如膏者良，是今诸山崖处蜜也。青赤蜜：味酸，啖食之令人心烦。其蜂黑色似虻。黄帝云：七月勿食生蜜，令人暴下，发霍乱。蜜蜡：味甘，微温，无毒。主下利脓血，补中，续绝伤，除金疮，益气力，不饥，耐老。白蜡：主久泄澼，瘥后重见血者，补绝伤，利小儿，久服轻身不饥。生于蜜房或木石上，恶芫花、百合。此即今所用蜡也。

蝮蛇肉：平，有毒。酿酒，去癞疾，诸九瘘，心腹痛，下结气，除蛊毒。其腹中吞鼠：平，有小毒，主鼠瘘。

原蚕雄蛾：味咸，温，有小毒。主益精气，强男子阳道，交接不倦，甚治泄精。不用相连者。

鮧鱼：味甘，无毒。主百病。

鳗鲡鱼：味甘，大温，有毒。主五痔瘘，杀诸虫。

鳝鱼肉：味甘，大温，黑者无毒。主补中，养血，治沈唇。五月五日取。头骨：平，无毒。烧服，止久利。

鼋鱼：平，无毒。主少气吸吸，足不能立地。黄帝云：四月勿食蛇肉、鼋肉，损神害气。

乌贼鱼骨：味咸，微温，无毒。主女子漏下赤白经汁，血闭，阴蚀肿痛，寒热，癥瘕，无子，惊气入腹腹痛环脐，丈夫阴中痛而肿，令人有子。肉：味酸，平，无毒。益气，强志。

鲤鱼肉：味甘，平，无毒。主咳逆上气，瘅黄，止渴。黄帝云：食桂竟，食鲤鱼肉，害人。腹中宿癥病者，食鲤鱼肉，害人。

鲫鱼：味甘，平，无毒。主一切疮。烧作灰，和酱汁敷之，日二。又去肠痈。

黄帝云：鱼白目，不可食之；鱼有角，食之发心惊，害人；鱼无肠、胆，食之三年，丈夫阴痿不起，妇人绝孕；鱼身有黑点，不可食；鱼目赤，作鲙食，成瘕病，作鲊食之，害人。一切鱼共菜食之，作蛔虫、蛲虫；一切鱼尾，食之不益人，多有勾骨，着人咽，害人；鱼有角、白背，不可食。凡鱼赤鳞，不可食；鱼无腮，不可食；鱼无一全腮，食之发痈疽；鮪鮵鱼不益人，其尾有毒，治齿痛。鯪鯠鱼有毒，不可食之。二月庚寅日，勿食鱼，大恶；五月五日，勿以鲤鱼子共猪肝食，必不消化，成恶病；下利者食一切鱼，必加剧致困，难治；秫饭、鲛肉、臭鱼不可合食之，害人。三月勿食鲛龙肉，及一切鱼肉，令人饮食不化，发宿病，伤人神气，失气，恍惚。

鳖肉：味甘，平，无毒。主伤中益气，补不足，疗脚气。黄帝云：五月五日以鳖子共鲍鱼子食之，作瘅黄；鳖腹下成王字，不可食；鳖肉、兔肉和芥子酱食之，损人；鳖三足，食之害人；鳖肉共苋、蕨菜食之，作鳖瘕害人。

蟹壳：味酸，寒，有毒。主胸中邪热，宿结痛，喎僻面肿，散漆。烧之致鼠。其黄生者：解结散血，愈漆疮，养筋益气。黄帝云：蟹目相向，足斑者，食之害人。十二月勿食蟹、鳖，损人神气。又云：龟、鳖肉共猪肉食之，害人；秋果菜共龟肉食之，令人短气；饮酒食龟肉，并菰白菜，令人生寒热。六甲日勿食龟、鳖，害人心神。螺、蚌共菜食之，令人心痛，三日一发。虾鲙共猪肉食之，令人常恶心多唾，损精色。虾无须，腹下通乌色者食之害人，大忌，勿轻。十一月、十二月，勿食虾、蚌着甲之物。

卷二十七　养性

千金方

养性序第一

扁鹊云：黄帝说昼夜漏下，水百刻，凡一刻人百三十五息，十刻一千三百五十息，百刻一万三千五百息。人之居世，数息之间。信哉！呜呼！昔人叹逝，何可不为善以自补邪？吾常思一日一夜有十二时，十日十夜百二十时，百日百夜一千二百时，千日千夜一万二千时，万日万夜一十二万时，此为三十年。若长寿者九十年，只得三十六万时。百年之内，斯须之间，数时之活，朝菌蟪蛄，不足为喻焉。可不自摄养，而驰骋六情，孜孜汲汲，追名逐利，千诈万巧，以求虚誉，没齿而无厌。故养性者，知其如此，于名于利，若存若亡；于非名非利，亦若存若亡，所以没身不殆也。余慨时俗之多僻，皆放逸以殒亡。聊因暇日，粗述养性篇，用奖人伦之道，好事君子，与我同志焉。

夫养性者，欲所习以成性，性自为善，不习无不利也。性既自善，内外百病自然不生，祸乱灾害亦无由作，此养性之大经也。善养性者，则治未病之病，是其义也。故养性者，不但饵药餐霞，其在兼于百行；百行周备，虽绝药饵，足以遐年。德行不充，纵服玉液金丹，未能延寿。故老子曰：善摄生者，陆行不遇虎兕，此则道德之指也，岂假服饵而祈遐年哉！圣人所以制药饵者，以救过行之人也。故愚者抱病历年，而不修一行，缠疴没齿，终无悔心，此其所以岐和长逝，彭跗永归，良有以也。

嵇康曰：养生有五难：名利不去，为一难；喜怒不除，为二难；声色不去，为三难；滋味不绝，为四难；神虑精散，为五难。五者必存，虽心希难老，口诵至言，咀嚼英华，呼吸太阳，不能不回其操、不夭其年也。五者无于胸中，则信顺日跻，道德日全，不祈善而有福，不求寿而自延。此养生之大旨也。然或有服膺仁义，无甚泰之累者，抑亦其亚欤！

黄帝问于岐伯曰：余闻上古之人，春秋皆度百岁，而动作不衰。今时之人，年至半百，而动作皆衰者，时代异邪？将人失之也？岐伯曰：上古之人，其知道者，法则阴阳，和于术数，食有常节，起居有常度，不妄作劳，能形与神俱，而尽终其天年，度百岁乃去。今时之人则不然，以酒为浆，以妄为常，醉以入房，以欲竭其精，以耗散其真，不知持满，不时御神，务快其心，逆于生乐，起居无节，故半百而衰也。夫上古圣人之教也，下皆为之。虚邪贼风，避之有时；恬澹虚无，真气从之；精神守内，病安从来？是以其志闲而少欲，其心安而不惧，其形劳而不倦，气从以顺，各从其欲，皆得所愿。故甘其食，美其服（《素问》作美其食，任其服），乐其俗，高下不相慕，故其民曰朴。是以嗜欲不能劳其目，淫邪不能惑其心，愚智贤不肖，不惧于物，合于道数，故皆能度百岁而动作不衰者，其德全不危也。是以人之寿夭在于搏节，若消息得所，则长生不死；恣其情欲，则命同朝露也。

岐伯曰：人年四十而阴气自半也，起居衰矣；年五十体重，耳目不聪明也；年六十阴痿，气力大衰，九窍不利，下虚上实，涕泣俱出。故曰：知之则强，不知则老。故同出名异，智者察同，愚者察异；愚者不足，智者有余。有余则耳目聪明，身体轻强，年老复壮，壮者益理。是以圣人为无为之事，乐恬淡之味，能纵欲快志，得虚无之守，故寿命无穷，与天地终。此圣人之治身也。

春三月，此谓发陈。天地俱生，万物以荣。夜卧早起，广步于庭，被发缓形，以使志生。生而勿杀，与而勿夺，赏而勿罚，此春气之应，养生之道也。逆之则伤肝，夏为寒为变，则奉长者少。

夏三月，此谓蕃秀。天地气交，万物华实。夜卧早起，毋厌于日。使志无怒，使华英成秀，使气得泄，若所爱在外，此夏气之应，养长之道也。逆之则伤心，秋为痎疟，则奉收者少，冬至重病。

秋三月，此谓容平。天气以急，地气以明。早卧早起，与鸡俱兴，使志安宁，以缓秋刑。收敛神气，使秋气平，毋外其志，使肺气清，此秋气之应，养收之道也。逆之则伤肺，冬为飧泄，则奉藏者少。

冬三月，此谓闭藏。水冰地坼，无扰乎阳。早卧晚起，必待日光。使志若伏若匿，若有私意，若已有得，去寒就温，毋泄皮肤，使气亟夺，此冬气之应，养藏之道也。逆之则伤肾，春为痿厥，则奉生者少。

天有四时五行，以生长收藏，以寒暑燥湿风。人有五脏，化为五气，以生喜怒悲忧恐。故喜怒伤气，寒暑伤形；暴怒伤阴，暴喜伤阳。故喜怒不养节，寒暑失度，生乃不固。人能依时摄，故得免其夭枉也。

仲长统曰：王侯之宫，美女兼千；卿士之家，侍妾数百。昼则以醇酒淋其骨髓，夜则房室输其血气。耳听淫声，目乐邪色，宴内不出，游外不返。王公得之于上，豪杰驰之于下。及至生产不时，字育太早，或童孺而擅气，或疾病而构精，精气薄恶，血脉不充，既出胞脏，养护无法，又蒸之以绵纩，烁之以五味，胎伤孩病而脆，未及坚刚，复纵情欲，重重相生，病病相孕。国无良医，医无审术，奸佐其间，过谬常有，会有一疾，莫能自免。当今少百岁之人者，岂非所习不纯正也。

抱朴子曰：或问所谓伤之者，岂色欲之间乎？答曰：亦何独斯哉。然长生之要，其在房中。上士知之，可以延年除病，其次不以自伐。若年当少壮，而知还阴丹以补脑，采七益于长俗（一作谷者），不服药物，不失一二百岁也，但不得仙耳。不得其术者，古人方之于凌杯以盛汤，羽苞之蓄火。又且才所不逮，而强思之伤也，力所不胜，而强举之伤也，深忧重恚伤也，悲哀憔悴伤也，喜乐过度伤也，汲汲所欲伤也，戚戚所患伤也，久谈言笑伤也，寝息失时伤也，挽弓引弩伤也，沉醉呕吐伤也，饱食即卧伤也，跳走喘乏伤也，欢呼哭泣伤也，阴阳不交伤也。积伤至尽，尽则早亡，尽则非道也。是以养性之士，唾不至远，行不疾步，耳不极听，目不极视，坐不久处，立不至疲，卧不至懻。先寒而衣，先热而解；不欲极饥而食，食不可过饱；不欲极渴而饮，饮不欲过多。饱食过多，则结积聚，渴饮过多，则成痰澼。不欲甚劳，不欲甚佚，不欲流汗，不欲多唾，不欲奔走车马，不欲极目远望，不欲多啖生冷，不欲饮酒当风，不欲数数沐浴，不欲广志远愿，不欲规造异巧。冬不欲极温，夏不欲穷凉；不欲露卧星月，不欲眠中用扇；大寒、大热、大风、大雾皆不欲冒之。五味不欲偏多，故酸多则伤脾，苦多则伤肺，辛多则伤肝，咸多则伤心，甘多则伤肾。此五味克五脏，五行自然之理也。

凡言伤者，亦不即觉也，谓久即损寿耳。是以善摄生者，卧起有四时之早晚，兴居有至和之常制。调利筋骨，有偃仰之方；祛疾闲邪，有吐纳之术；流行营卫，有补泻之法；节宣劳佚，有与夺之要。忍怒以全阴，抑喜以养阳，然后先服草木以救亏缺，后服金丹以定无穷，养性之理尽于此矣。夫欲快意任怀，自谓达识知命，不泥异端，极性肆力，不劳持久者，闻此言也，虽风之过耳，电之经目，不足喻也。虽身枯于留连之中，气绝于绮纨之际，而甘心焉，亦安可告之以养性之事哉！匪惟不纳，乃谓妖讹也。而望彼信之，所谓以明鉴给矇瞽，以丝竹娱聋夫者也。

魏武与皇甫隆令曰：闻卿年出百岁，而体力不衰，耳目聪明，颜色和悦，此盛事也。所服食、施行、导引，可得闻乎？若有可传，想可密示封内。隆上疏对曰：臣闻天地之性，惟人为贵；人之所贵，莫贵于生。

唐荒无始，劫运无穷，人生其间，忽如电过。每一思此，罔然心热。生不再来，逝不可追，何不抑情养性以自保惜？今四海垂定，太平之际，又当须展才布德，当由万年；万年无穷，当由修道；道甚易知，但莫能行。臣常闻道人蒯京已年一百七十八，而甚丁壮。言人当朝朝服食玉泉，琢齿，使人丁壮有颜色，去三虫而坚齿。玉泉者，口中唾也。朝旦未起，早嗽津令满口乃吞之，琢齿二七遍，如此者乃名曰练精。

嵇康云：穰岁多病，饥年少疾，信哉不虚。是以关中土地，俗好俭啬，厨膳肴馐，不过菹酱而已，其人少病而寿；江南岭表，其处饶足，海陆鲑肴，无所不备，土俗多疾而人早夭。北方仕子，游宦至彼，遇其丰赡，以为福佑所臻。是以尊卑长幼，恣口食啖；夜长醉饱，四体热闷，赤露眠卧，宿食不消。未逾期月，大小皆病。或患霍乱、脚气、胀满，或寒热疟痢，恶核疔肿，痛疽痔漏，或偏风猥退，不知医疗，至于死。凡如此者，比肩皆是，惟云不习水土，都不知病之所由。静言思之，可为太息者也。学者先须识此，以自诫慎。

抱朴子曰：一人之身，一国之象也。胸腹之位，犹宫室也；四肢之列，犹郊境也；骨节之分，犹百官也。神犹君也，血犹臣也，气犹民也，知治身，则能治国也。夫爱其民，所以安其国；惜其气，所以全其身。民散则国亡，气竭则身死。死者不可生也，亡者不可存也。是以至人消未起之患，治未病之疾，医之于无事之前，不追于既逝之后。夫人难养而易危也，气难清而易浊也。故能审威德，所以保社稷，割嗜欲，所以固血气，然后真一存焉，三一守焉，百病却焉，年寿延焉。

道林养性第二

真人曰：虽常服饵而不知养性之，亦难以长生也。养性之道，常欲小，但莫大疲及强所不能堪耳。且流水不腐，户枢不蠹，以其运动故也。养性之道，莫久行久立，久坐久卧，久视久听。盖以久视伤血，久卧伤气，久立伤骨，久坐伤肉，久行伤筋也。仍莫强食，莫强酒，莫强举重，莫忧思，莫大怒，莫悲愁，莫大惧，莫跳踉，莫多言，莫大笑；勿汲汲于所欲，勿悁悁怀忿恨，皆损寿命。若能不犯者，则得长生也。故善摄生者，常少思、少念、少欲、少事、少语、少笑、少愁、少乐、少喜、少怒、少好、少恶。行此十二少者，养性之都契也。多思则神殆，多念则志散，多欲则志昏，多事则形劳，多语则气乏，多笑则脏伤，多愁则心慑，多乐则意溢，多喜则忘错昏乱，多怒则百脉不定，多好则专迷不理，多恶则憔悴无欢。此十二多不除，则荣卫失度，血气妄行，丧生之本也，惟无多无少者，几于道矣。

是知勿外缘者，真人初学道之法也。若能如此者，可居温疫之中无忧疑矣。既屏外缘，会须守五神肝、心、脾、肺、肾，从四正言、行、坐、立。言最不得浮思妄念，心想欲事，恶邪大起。故孔子曰：思无邪也。常当习黄帝内视法，存想思念，令见五脏如悬磬，五色了了分明，勿辍也。仍于每旦初起，面向午，展两手于膝上，心眼观气，上入顶，下达涌泉，旦旦如此，名曰迎气。常以鼻引气，口吐气，小微吐之，不得开口。复欲得出气少，入气多。每欲食，送气入腹，每欲食，气为主人也。凡心有所爱，不用深爱；心有所憎，不用深憎，并皆损性伤神。亦不用深赞，亦不用深毁。常须运心，于物平等，如觉偏颇，寻改正之。居贫勿谓常贫，居富莫谓常富，居贫富之中，常须守道，勿以贫富易志改性。识达道理，似不能言，有大功德，勿自矜伐。美药勿离手，善言勿离口，乱想勿经心。常以深心至诚，恭敬于物，慎勿诈善，以悦于人。终身为善，为人所嫌，勿得起恨。事君尽礼，人以为谄，当以道自平其心。道之所在，其德不孤。勿言行善不得善报，以自怨仇。居处勿令心有不足，若有不足，则自抑之，勿令得起。人知止足，天遗其禄。所至之处，勿得多求，多求则心自疲而志苦。若夫人之所以多病，当由不能养性。

平康之日，谓言常然，纵情恣欲，心所欲得，则便为之，不拘禁忌，欺罔幽明，无所不作。自言适性，不知过后一一皆为病本。及两手摸空，白汗流出，口唱皇天，无所逮及。皆以生平粗心，不能自察，一至于此。但能少时内省身心，则自知见行之中，皆畏（一作长）诸痾，将知四百四病，身手自造，本非由天。及一朝病发，和缓不救，方更诽谤医药无效，神仙无灵。故有智之人，爱惜性命者，当自思念，深生耻愧，诫勒身心，常修善事也。至于居处，不得绮靡华丽，令人贪婪无厌，乃患害之源。但令雅素净洁，无风雨暑湿，为佳；衣服器械，勿用珍玉金宝，增长过失，使人烦恼根深；厨膳勿使脯肉丰盈，常令俭约为佳。然后，行作鹅王步，语作含钟声，眠作狮子卧（右肤胁着地坐脚也）。每日自咏歌云：美食须熟嚼，生食不粗吞；问我居止处，大宅总林村；胎息守五脏，气至骨成仙。又歌曰：日食三个毒，不嚼而自消；锦绣为五脏，身着粪扫袍。

修心既平，又须慎言语。凡言语读诵，常想声在气海中脐下也。每日初入后，勿言语读诵，宁待平旦也。旦起欲专言善事，不欲先计校钱财；又食上不得语，语而食者，常患胸背痛；亦不用寝卧多言笑，寝不得语言者，言五脏如钟磬，不悬则不可发声；行不得语，若欲语须住脚乃语，行语则令人失气。冬至日止可语，不可言。自言曰言，答人曰语。言有人来问，不可不答，自不可发言也。仍勿触冷开口大语为佳。

言语既慎，仍节饮食。是以善养性者，先饥而食，先渴而饮；食欲数而少，不欲顿而多，则难消也。常欲令如饱中饥，饥中饱耳。盖饱则伤肺，饥则伤气，咸则伤筋，酸则伤骨。故每学淡食，食当熟嚼，使米脂入腹，勿使酒脂入肠。人之当食，须去烦恼（暴数为烦，侵触为恼）。如食五味，必不得暴嗔，多令人神惊，夜梦飞扬；每食不用重肉，喜生百病；常须少食肉，多食饭，及少菹菜，并勿食生菜、生米、小豆、陈臭物；勿饮浊酒，食面，使塞气孔；勿食生肉伤胃，一切肉惟须煮烂，停冷食之；食毕当漱口数过，令人牙齿不败、口香；热食讫，以冷醋浆漱口者，令人口气常臭，作䘌齿病。又诸热食咸物后，不得饮冷醋浆水，喜失声成尸咽。凡热食汗出，勿当风，发痉头痛，令人目涩多睡。每食讫，以手摩面及腹，令津液通流。食毕当行步踌躇，计使中数里来，行毕，使人以粉摩腹上数百遍，则食易消，大益人，令人能饮食，无百病，然后有所修为为快也。饱食即卧，乃生百病，不消成积聚；饱食仰卧，成气痞，作头风。触寒来者，寒未解食热食，成刺风。人不得夜食。又云：夜勿过醉饱，食勿精思。

　　为劳苦事，有损余，虚损人。常须日在巳时食讫，则不须饮酒，终身无干呕。勿食父母本命所属肉，令人命不长；勿食自己本命所属肉，令人魂魄飞扬。勿食一切脑，大损人。茅屋漏水堕诸脯肉上，食之成瘕约（一作结）。暴肉作脯不肯干者，害人；祭神肉无故自动，食之害人；饮食上蜂行住，食之必有毒，害人。腹内有宿病，勿食鲮（原作陵）鲤鱼肉，害人。湿食及酒浆临上看视，不见人物影者，勿食之，成卒注；若已食腹胀者，急以药下之。每十日一食葵。葵滑，所以通五脏拥气，又是菜之主，不用合心食之。又饮酒不欲使多，多则速吐之为佳，勿令至醉，即终身百病不除。久饮酒者，腐烂肠胃，渍髓蒸筋，伤神损寿。醉不可以当风，向阳令人发狂；又不可当风卧，不可令人扇凉，皆即得病也；醉不可露卧及卧黍穰中，发癞疮；醉不可强食，或发痈疽，或发喑，或生疮；醉饱，不可以走车马及跳踯；醉不可以接房，醉饱交接，小者面黚、咳嗽，大者伤绝脏脉损命。凡人饥，欲坐小便，若饱，则立小便，慎之无病。又忍尿不便，膝冷成痹，忍大便不出，成气痔。小便勿努，令两足及膝冷；大便不用呼气及强努，令人腰疼目涩，宜任之佳。凡遇山水坞中出泉者，不可久居，常食作瘿病。又深阴地冷水不可饮，必作疟疾。

饮食以调，时慎脱着。凡人旦起着衣，反者便着之，吉。衣光者当户三振之，曰：殃去。吉。湿衣及汗衣，皆不可久着，令人发疮及风瘙，大汗能易衣佳，不易者急洗之。不尔，令人小便不利。凡大汗勿偏脱衣，喜得偏风半身不遂。春天不可薄衣，令人伤寒、霍乱、食不消、头痛。脱着既时，须调寝处。

凡人卧，春夏向东，秋冬向西。头勿北卧，及墙北亦勿安床。凡欲眠勿歌咏，不祥起。上床坐，先脱左足。卧勿当舍脊下，卧讫勿留灯烛（原作熠），令魂魄及六神不安多愁怨。人头边勿安火炉，日久引火气，头重目赤，睛及鼻干。夜外当耳勿有孔，吹人即耳聋。夏不用露面卧，令人面皮厚，喜成癣，或作面风。冬夜勿覆头，得长寿。凡人眠勿以脚悬踏高处，久成肾水及损房，足冷。人每见十步直墙，勿顺墙卧，风利吹人发癫及体重。人汗勿跂床悬脚，久成血痹，两足重，腰疼。又不得昼眠，令人失气。卧勿大语，损人气力。暮卧常习闭口，口开即失气，且邪恶从口入，久而成消渴及失血色。屈膝侧卧，益人气力，胜正偃卧。按孔子不尸卧。故曰绳不厌跟，觉不厌舒。凡人舒睡，则有鬼痛魇邪。凡眠，先卧心，后卧眼。人卧一夜，当作五度反覆，常逐更转。凡人夜魇，勿燃灯唤之，定死无疑，暗唤之吉，亦不得近前急唤。夜梦恶不须说，且以水面东方噀之，咒曰：恶梦着草木，好梦成宝玉。即无咎矣。又梦之善恶，并勿说为吉。

衣食寝处皆适，能顺时气者，始尽养生之道。故善摄生者，无犯日月之忌，无失岁时之和。须知一日之忌，暮无饱食；一月之忌，晦无大醉；一岁之忌，暮无远行；终身之忌，暮无捻烛行房。暮常护气也。

凡气，冬至起于涌泉，十一月至膝，十二月至股，正月至腰，名三阳成；二月至膊，三月至项，四月至顶，纯阳用事，阴亦仿此。故四月、十月不得入房，避阴阳纯用事之月也。每冬至日，于北壁下厚铺草而卧，云受元气。每八月一日以后，即微火暖足，勿令下冷无生意，常欲使气在下，不欲泄一于上。春冻未泮，衣欲下厚上薄，养阳收阴，继世长生；养阴收阳，祸则灭门。故云：冬时天地气闭，血气伏藏，人不可作劳出汗，发泄阳气，有损于人也。又云：冬日冻脑，春秋脑足俱冻。此圣人之常法也。春欲晏卧早起，夏及秋欲侵夜乃卧早起，冬欲早卧而晏起，皆益人。虽云早起，莫在鸡鸣前；虽言晏起，莫在日出后。凡冬月忽有大热之时，夏月忽有大凉之时，皆勿受之。人有患天行时气者，皆由犯此也。即须调气息，使寒热平和，即免患也。每当腊日勿歌舞，犯者必凶。常于正月寅日，烧白发吉。凡寅日剪手甲，午日剪足甲，又烧白发吉。

居处法第三

凡人居止之室，必须周密，勿令有细隙，致有风气得入。小觉有风，勿强忍久坐，必须急急避之；久居不觉，使人中风。古来忽得偏风，四肢不随，或如角弓反张，或失音不语者，皆由忽此耳。身既中风，诸病总集，邪气得便，遭此致卒者，十中有九。是以大须周密，无得轻之。慎焉慎焉！所居之室，勿塞井及水渎，令人聋盲。

凡在家及外行，卒逢大飘风、暴雨、震电、昏暗、大雾，此皆是诸龙、鬼神行动经过所致。宜入室闭户，烧香静坐，安心以避之，待过后乃出，不尔损人。或当时虽未苦，于后不佳矣。又阴雾中，亦不可远行。

凡家中有经像，行来先拜之，然后拜尊长，每行至，则峻坐焉。凡居家，不欲数沐浴，若沐浴必须密室，不得大热，亦不得大冷，皆生百病。冬浴不必汗出霡霂，沐浴后不得触风冷；新沐发讫，勿当风，勿湿萦髻，勿湿头卧，使人头风眩闷，发秃面黑，齿痛耳聋，头生白屑。饥忌浴，饱忌沐。沐讫，须进少许食饮乃出。夜沐发，不食即卧，令人心虚、饶汗、多梦。又夫妻不用同日沐浴，常以晦日浴，朔日沐，吉。凡炊汤经宿，用洗体成癣，洗面无光，洗脚即疼痛，作齇皏疱。热泔洗头，冷水濯之，作头风；饮水沐头，亦作头风时行病。新汗解，勿冷水洗浴，损心包不能复。

凡居家，常戒约内外长幼，有不快即须早道，勿使隐忍，以为无苦。过时不知，便为重病，遂成不救。小有不好，即按摩捋捺，令百节通利，泄其邪。凡人无问有事无事，常须日别蹋脊背四肢一度；头项苦令熟蹋，即风气时行不能侵人。此大要妙，不可具论。凡人居家及远行，随身常有熟艾一升，备急丸、辟鬼丸、生肌药、甘湿药、疗肿药、水银、大黄、芒硝、甘草、干姜、桂心、蜀椒。不能更蓄余药，此等常不可阙少。及一两卷百一备急药方，并带辟毒蛇、蜂、蝎等药随身也。

凡人自觉十日以上康健，即须灸三数穴以泄风气。每日必须调气补泻，按摩导引为佳。勿以康健便为常然，常须安不忘危，预防诸病也。灸法当须避人神（人神禁忌法在第二十九卷中）。凡畜手力细累，春秋皆须与转泻药一度，则不中天行时气也。

按摩法第四

天竺国按摩，此是婆罗门法：

两手相捉纽捩，如洗手法。

两手浅相叉，翻覆向胸。

两手相捉，共按（一本作胫），左右同。

以手如挽五石力弓，左右同。

两手相重按胜，徐徐捩身，左右同。

作拳向前筑，左右同。

作拳却顿，此是开胸法，左右同。

如拓石法，左右同。

以手反捶背上，左右同。

两手据地，缩身曲脊，向上三举。

两手抱头，宛转胜上，此是抽胁。

大坐斜身偏欹如排山，左右同。

大坐伸两脚，即以一脚向前虚掣，左右同。

两手拒地回顾，此是虎视法，左右同。

立地反拗身三举。

两手急相叉，以脚踏手中，左右同。

起立以脚前后虚踏，左右同。

大坐伸两脚，用当相手勾所伸脚，着膝中，以手按之，左右同。

上十八势，但是老人日别能依此三遍者，一月后百病除，行及奔马，补益延年，能食，眼明，轻健，不复疲乏。

老子按摩法：

两手捺胜，左右捩身二七遍。

两手捻胜，左右纽肩二七遍。

两手抱头，左右纽腰二七遍。

左右挑头二七遍。

两手托头，三举之。

一手抱头，一手托膝，三折，左右同。

一手托头，一手托膝，从下向上三遍，左右同。

两手攀头下向，三顿足。

两手相捉头上过，左右三遍。

两手相叉，托心前，推却挽三遍。

两手相叉，着心三遍。

曲腕筑肋挽肘，左右亦三遍。

左右挽，前后拔，各三遍。

舒手挽项，左右三遍。

反手着膝，手挽肘，覆手着膝上，左右亦三遍。

手摸肩从上至下使遍，左右同。

两手空拳筑三遍。

两手相叉，反覆搅，各七遍。

外振手三遍，内振三遍，覆手振亦三遍。

摩纽指三遍。

两手反摇三遍。

两手反叉，上下扭肘无数，单用十呼。

两手上耸三遍。

两手下顿三遍。

两手相叉头上过，左右伸肋十遍。

两手拳反背上，掘脊，上下亦三遍（掘，揩之也）。

两手反捉，上下直脊三遍。

覆掌搦腕内外，振三遍。

覆掌前耸，三遍。

覆掌两手相叉，交横三遍。

覆掌横直，即耸三遍。

若有手患冷，从上打至下，得热便休。

舒左脚，右手承之，左手捺脚，耸上至下，直脚三遍。右手捺脚亦尔。

前后捩足三遍。

左捩足，右捩足，各三遍。

前后却捩足，三遍。

直脚三遍。

扭胜，三遍。

内外振脚，三遍。

若有脚患冷者，打热便休。

扭胜，以意多少，顿脚三遍。

却直脚，三遍。

虎据，左右纽肩，三遍。

推天托地，左右三遍。

左右排山、负山拔木，各三遍。

舒手直前，顿伸手三遍。

舒两手、两膝，亦各三遍。

舒脚直反，顿伸手，三遍。

捩内脊、外脊，各三遍。

调气法第五

彭祖曰：道不在烦，但能不思衣食，不思声色，不思胜负，不思曲直，不思得失，不思荣辱；心无烦，形勿极，而兼之以导引，行气不已，亦可以得长年，千岁不死。凡人不可无思，当以渐遣，除之。

彭祖曰：和神导气养（一本作之）道，当得密室，闭户安床暖席，枕高二寸半。正身偃卧，瞑目，闭气于胸膈中，以鸿毛着鼻上而不动，经三百息，耳无所闻，目无所见，心无所思。如此，则寒暑不能侵，蜂虿不能毒，寿三百六十岁，此邻于真人也。

每旦夕［旦夕者，是阴阳转换之时。凡旦五更初，暖气至，频频眼闭（一本作开），是上生气至，名曰阳息而阴消；暮日入后，冷气至，凛凛然，时乃至床坐睡倒，是下生气至，名曰阳消而阴息。旦五更初，暖气至，暮日入后，冷气至。常出入天地日月、山川河海、人畜草木，一切万物体中，代谢往来，无时休息。一进一退，如昼夜之更迭，如海水之潮汐］，是天地消息之道也。面向午，展两手于脚膝上，徐徐按捺肢节，口吐浊气，鼻引清气［凡吐者，去故气，亦名死气；纳者，取新气，亦名生气。故《老子经》云：玄牝之门，天地之根，绵绵若存，用之不勤。言口鼻天地之门（原作间），可以出纳阴阳死生之气也］。良久，徐徐乃以手左托右托，上托下托，前托后托，瞑目张口，叩齿摩眼，押头拔耳，挽发放腰，咳嗽，发阳振动也。双作只作，反手为之，然后掣足仰振，数八十、九十而止。仰下徐徐定心，作禅观之法，闭目存思，想见空中太和元气，如紫云成盖，五色分明，下入毛际，渐渐入顶。如雨初晴，云入山，透皮入肉，至骨至脑，渐渐下入腹中，四肢五脏皆受其润。如水渗入地，若彻，则觉腹中有声，汩汩然。意专思存，不得外缘，斯须即觉元气达于气海，须臾则自达于涌泉，则觉身体振动，两脚蜷曲，亦令床坐有声拉拉然，则名一通。一通二通，乃至日别，得三通五通，则身体悦怿，面色光辉，鬓毛润泽，耳目精明，令人食美，气力强健，百病皆去。五年十岁，长存不忘。得满千万通，则去仙不远矣。人身虚无，但有游气，气息得理，即百病不生。若消息失宜，即诸疴竞起。善摄养者，须知调气方焉。调气方疗万病大患，

千金方

百日生眉须，自余者不足言也。

　　凡调气之法，夜半后，日中前，气生得调；日中后，夜半前，气死不得调。调气之时，则仰卧床，铺厚软，枕高下共身平，舒手展脚，两手握大拇指节，去身四五寸，两脚相去四五寸，数数叩齿，饮玉浆，引气从鼻入腹，足则停止，有力更取。久住气闷，从口细细吐出尽，还从鼻细细引入。出气一准前法。闭口以心中数数，令耳不闻，恐有误乱。兼以手下筹，能至千则去仙不远矣。若天阴雾恶风猛寒，勿取气也，但闭之。若患寒热，及卒患痛疽，不问日中，疾患未发前一食间即调，如其不得好瘥，明日依式更调之。若患心冷病，气即呼出；若热病，气即吹出。若肺病即嘘出，若肝病即呵出，若脾病即唏出，若肾病即呬出。夜半后，八十一；鸡鸣，七十二；平旦，六十三；日出，五十四。辰时四十五，巳时三十六。欲作此法，先左右导引三百六十遍。病有四种：一冷痹，二气疾，三邪风，四热毒。若有患者，安心调气，此法无有不瘥也。

　　凡百病不离五脏，五脏各有八十一种疾，冷热风气计成四百四病，事须识其相类，善以知之：

　　心脏病者，体冷热。相法：心色赤，患者梦中见人着赤衣，持赤刀杖火来怖人。疗法：用呼吹二气，呼疗冷，吹治热。

　　肺脏病者，胸背满胀，四肢烦闷。相法：肺色白，患者喜梦见美女美男，诈亲附人，共相抱持，或作父母、兄弟、妻子。疗法：用嘘气出。

　　肝脏病者，忧愁不乐，悲思，喜头眼疼痛。相法：肝色青，梦见人着青衣，捉青刀杖，或狮子、虎、野狼来恐怖人。疗法：用呵气出。

　　脾脏病者，体上游风习习，遍身痛，烦闷。相法：脾色黄，通土色，梦或作小儿击历人邪犹人，或如旋风团圞转。治法：用唏气出。

肾脏病者，体冷阴衰，面目恶秽。相法：肾色黑，梦见黑衣及兽物捉刀杖相怖（此二字原脱，循上文例补）。治法：用呬气出。

冷病者，用大呼三十遍，细呼十遍。呼法：鼻中引气入，口中吐气出，当令声相逐，呼字而吐之。热病者，用大吹五十遍，细吹十遍。吹如吹物之吹，当使字气声似字。肺病者，用大嘘三十遍，细嘘十遍。肝病者，用大呵三十遍，细呵十遍。脾病者，用大唏三十遍，细唏十遍。肾病者，用大呬五十遍，细呬三十遍。此十二种调气法，若有病依此法恭敬用心，无有不瘥。皆须左右导引三百六十遍，然后乃为之。

服食法第六

论一首　法七首　方十八首

论曰：凡人春服小续命汤五剂，及诸补散各一剂。夏大热，则服肾沥汤三剂。秋服黄芪等丸一两剂，冬服药酒两三剂，立春日则止。此法终身常尔，则百病不生矣。俗人见浅，但知钩吻之杀人，不信黄精之益寿；但识五谷之疗饥，不知百药之济命；但解施泻以生育，不能闭固以颐养。故有服饵方焉。

郗愔曰：夫欲服食，当寻性理所宜，审冷暖之适，不可见彼得力也，我便服之。初御药皆先草木，次石，是为将药之大较也。所谓精粗相代，阶粗以至精者也。

夫人从少至长，体习五谷，卒不可一朝顿遗之。凡服药物为益迟微，则无充饥之验，然积年不已，方能骨髓填实，五谷居然而自断。今人多望朝夕之效，求目下之应，腑脏未充，便以绝粒，谷气始除，药未有用。又将御女，形神与俗无别，以此致弊，可不怪哉！服饵大体皆有次第，不知其术者，非止交有所损，卒亦不得其功。故服饵大法，必先去三虫；三虫既去，次服草药，好得药力；次服木药，好得力讫；次服石药。依此次第，及得遂其药性，庶事安稳，可以延龄矣。

去三虫丸方：

生地黄汁三斗，东向灶苇火，煎三沸，纳清漆二升，以荆匕搅之，日移一尺。纳真丹（铅粉）三两，复移一尺。纳瓜子末（即冬瓜子）三升，复移一尺。纳大黄末三两，微火，勿令焦，候可丸，丸如梧子大。先食服一丸，日三。浊血下鼻中，三十日诸虫皆下，五十日百病愈，面色有光泽。

又方：

漆二升，大黄六两，芜菁子（末）三升，酒一升半。

上四味，以微火合煎，令可丸，如梧子大，先食服三丸。十日浊血下出鼻中，三十日虫皆烂下，五十日身光泽。一年行及奔马，消息四体安稳，乃可服草药。其余法在三虫篇中备述（三虫篇见前第十八卷）。

服天门冬方：

天门冬曝干，捣下筛，食后服方寸匕，日三，可至十服。小儿服尤良，与松脂若蜜丸服之益善。惟多弥佳。

又方：

天门冬捣取汁，微火煎，取五斗，下白蜜一斗，胡麻为末炒二升，合煎。搅勿息手，可丸即止火。下大豆黄末，和为饼，径三寸，厚半寸，一服一枚，日三。百日以上得益。此方最上，妙包众方。一法酿酒服，始伤多无苦，多即吐去病也（方见第十四卷小肠腑门）。

蒯道人年近二百，而少。常告皇甫隆云：但取天门冬，去心皮，切，干之，酒服方寸匕，日三。令人不老，补中益气，愈百病也。天门冬生奉高山谷，在东岳名淫羊食，在中岳名天门冬，在西岳名管松，在南岳名百部，在北岳名无不愈，在原陆山阜名颠棘。虽然处处有之异名，其实一也。在北阴地者佳。取细切，烈日干之。久服令人长生，气力百倍，治虚劳绝伤，年老衰损羸瘦，偏枯不遂，风湿不仁，冷痹心腹积聚，恶疮、痈疽肿、癞疾，重者周身脓坏，鼻柱败烂，服之皮脱虫出，颜色肥白。此无所不治，亦治阴痿、耳聋、目暗。久服白发黑，齿落生，延年益命，入水不濡。服二百日后，恬泰疾损，拘急者缓，羸劣者强。三百日身轻，三年走及奔马，又三年心腹痼疾皆去。

服地黄方：

生地黄五十斤，熟捣，绞取汁，澄去滓，微火上煎，减过半，纳白蜜五升，枣脂一升。搅令相得，可丸乃止。每服如鸡子一枚，日三，令人肥白。

又方：

地黄十斤细切，以醇酒二斗，渍三宿，出。曝干，反复纳渍，取酒尽止。加甘草、巴戟天、厚朴、干漆、覆盆子各一斤，捣下筛，食后酒服方寸匕，日三。加至二匕，使人老者还少，强力，无病延年。

作熟干地黄法：

采地黄，去其须、叶及细根，捣绞取汁，以渍肥者，着甑中，土若米无在以盖上，蒸之一时，出。曝燥，更纳汁中，又蒸，至汁尽止，曝干之。亦可直切蒸之半日，数以酒洒之，使周匝，至夕出，曝干，可捣蜜丸服之。

种地黄法：

先择好地，黄赤色虚软者，深耕之，腊月，逆耕冻地弥好。择肥大好地黄根切，长四五分至一二寸许，一斛可种一亩。二三月种之，作畦畔相去一尺，生后随锄壅，数耘之。至九月、十月，视其叶小衰乃掘取，一亩得二十许斛。择取大根，水净洗，其细根乃剪头尾辈，亦洗取之，日曝令极燥，小臼，乃以竹刀切，长寸余许，白茅露甑下蒸之，密盖上，亦可囊盛土填之，从旦至暮，当黑不尽黑者。明日又择取蒸之。先时已捣其细碎者取汁，铜器煎之如薄饴．遂以地黄纳汁中，周匝出，曝干又纳，汁尽止。率百斤，生者令得一二十斤。取初八月、九月中掘者，其根勿令太老，强蒸则不消尽，有筋脉。初以地黄纳甑中时，先用铜器承其下，以好酒淋地黄上，令匝，汁后下入器中，取以并和煎汁佳。

黄精膏方：

黄精一石，去须毛，洗令净洁，打碎。蒸，令好熟，压得汁，复煎去游水，得一斗，纳干姜末三两、桂心末一两，微火煎，看色郁郁然欲黄，便去火，待冷，盛不津器中，酒五合和，服二合，常未食前，日二服。旧皮脱，颜色变光，花色有异，鬓发更改。欲长服者，不须和酒，纳生大豆黄，绝谷食之，不饥渴，长生不老。

服乌麻法：

取黑皮真檀色乌麻，随多少，水拌令润，勿过湿，蒸令气遍，即出，曝干。如此，九蒸九捣。去上皮，未食前和水，若酒服二方寸匕，日三。渐渐不饥，绝谷，久服百病不生，常服，延年不老。

饵柏实方：

柏子仁二升，捣令细，醇酒四升渍，搅如泥，下白蜜二升，枣膏三升，捣令可丸，入干地黄末、白术末各一升，搅和丸如梧子。每服三十丸，日二服，二十日万病皆愈。

饵松子方：

七月七日采松子，过时即落不可得。治服方寸匕，日三四。一云：一服三合，百日身轻，三百日行五百里，绝谷。久服升仙。渴饮水，亦可和脂服之。若丸，如梧子大，服十丸。

服松脂方：

百炼松脂下筛，以蜜和纳筒中，勿令中风。日服如博棋子一枚（博棋长二寸，方一寸），日三，渐渐月别服一斤，不饥，延年。亦可醇酒和白蜜如饧，日服一二两至半斤。凡取松脂，老松皮自有聚脂者最第一，其根下有伤折处，不见日月者得之。名曰阴脂，弥良。

惟衡山东行五百里有大松，皆三四十围，乃多脂。又法：五月刻大松阳面使向下二十四株，株可得半升，亦煮其老节根处，有脂得用。《仙经》云：常以三月入衡山之阴，取不见日月松脂，炼而饵之，即不召而自来。服之百日，耐寒暑；二百日，五脏补益；服之五年，即见西王母。《仙经》又云：诸石所生三百六十五山，其可食者，满谷阴怀中松脂耳。其谷正从衡山岭直东四百八十里，当横捷，正在横岭东北，行过其南入谷五十里，穷穴有石城白鹤，其东方有大石四十余丈，状如白松，松下二丈有小穴，东入山有丹砂，可食。其南方阴中有大松，大三十余围，有三十余株不见日月，皆可取服之。

采松脂法：

以日入时，破其阴以取其膏，破其阳以取其脂。脂膏等分，食之可以通神灵。凿其阴阳为孔，令方五寸，深五寸，还以皮掩其孔，无令风入，风入则不可服。以春夏时取之，取讫封塞勿泄，以泥涂之。东北行，丹砂穴有阴泉水，可饮。此弘农车君以元封元年入此山，食松脂，十六年夏下居长安东市，在上谷牛头谷时往来至秦岭上，年常如三十者。

炼松脂法：

松脂七斤，以桑灰汁一石，煮脂三沸，接置冷水中，凝复煮之，凡十遍，脂白矣，可服。今谷在衡州东南攸县界。此松脂与天下松脂不同。

饵茯苓方：

茯苓十斤，去皮，酒渍密封下（一本作之），十五日出之，取服如博棋，日三。亦可屑服方寸匕。凡饵茯苓，皆汤煮四五沸，或以水渍六七日。

茯苓酥方：

茯苓五斤，灰汁煮十遍，浆水煮十遍，清水煮十遍。松脂五斤，煮如茯苓法，每次煮四十遍。白蜜三斤，煎，令沫尽。生天门冬（去心皮，曝干，作末）五斤，蜡、牛酥（炼三十遍）各三斤。

上六味，各捣筛，以铜器重汤上。先纳酥，次蜡，次蜜，消讫，纳药。急搅勿住手，务令大均，纳瓷器中，密封，勿令泄气。先一日不食，欲不食，先须吃好美食令极饱，然后绝食，即服二两，二十日后服四两，又二十日后八两。细丸之，以咽得下为度。第二度服以四两为初，二十日后八两，又二十日二两。第三度服以八两为初，二十日二两，又二十日四两。合一百八十日，药成，自后服三丸将补，不服亦得。恒以酥蜜消息之，美酒服一升为佳。合药须取四时王相日，特忌刑、杀、厌，及四激、休废等日，大凶。此彭祖法。

茯苓膏方（《千金翼》名凝灵膏）：

茯苓（净，去皮）、松脂各二十四斤，松子仁、柏子仁各十二斤。

上四味，皆依法炼之，松、柏仁不炼，捣筛，白蜜二斗四斤，纳铜器中汤上，微火煎一日一夕。次第下药，搅令相得，微火煎，七日七夜止，丸如小枣，每服七丸，日三。欲绝谷，顿服取饱，即得轻身，明目，不老（此方后一本有茯苓酥、杏仁酥、地黄酥三方，然诸本并无。又《千金翼》中已有，今更不添录）。

服枸杞根方（主养性退龄）：

枸杞根切，一石，水一石二斗，煮取六升，澄清，煎取三升，以小麦一斗干净，择纳汁中，渍一宿，曝二，往返令汁尽，曝干捣末，酒服方寸匕，日二。一年之中，以二月、八月各合一剂，终身不老。

卷二十七 养性

875

枸杞酒方：

枸杞根一百二十斤，切，以东流水四石煮一日一夜，取清汁一石，渍曲一如家酝法。熟取清，贮不津器中，纳干地黄末二升半，桂心、干姜、泽泻、蜀椒末各一升，商陆末二升，以绢袋贮。纳酒底，紧塞口，埋入地三尺，坚覆上。三七日沐浴，整衣冠，再拜，平晓向甲寅地日出处，开之，其酒赤如金色。且空腹，服半升，十日万病皆愈，三十日瘢痕灭。恶疾人以水一升和酒半升，分五服，愈（《千金翼》又云：若欲服石者，取河中青白石如枣杏大者二升，以水三升，煮一沸，以此酒半合置中，须臾即熟，可食）。

饵云母水方，疗万病：

上白云母二十斤，薄擘，以露水八斗，作汤。分半，洮洗云母，如此再过。又取二斗作汤，纳芒硝十斤，以云母木器中渍之，二十日出，绢袋盛，悬屋上，勿使见风日，令燥。以水渍，鹿皮为囊，揉挺之，从旦至日中，乃以细绢下，筛滓，复揉挺，令得好粉五斗，余者弃之。取粉一斗，纳崖蜜二斤，搅令如粥，纳生竹筒中，薄削之，漆固口，埋北垣南岸下，入地六尺，覆土，春夏四十日，秋冬三十日，出之，当如泽为成。若洞洞不消者，更埋三十日出之。先取水一合，纳药一合，搅和尽服之，日三，水寒温尽，自任，服十日。小便当变黄，此先疗劳气风疹也。二十日腹中寒癖消，三十日龋齿除，更新生，四十日不畏风寒，五十日诸病皆愈，颜色日少。久服不已，长生神仙，吾自验之，所以述录。

炼钟乳粉法：

钟乳一斤，不问厚薄，但取白净光色好者，即任用，非此者不堪用。先泥铁铛可受四五斗者，为灶，贮水令满，去口三寸，纳乳着金银瓷盏中，任有用之，乃下铛中，令水没盏上一寸余即得。勿使出水也。微火烧，日夜不绝，水欲竭即添暖水。每一周时，辄易水洗铛并洮乳，七日七夜出之，净洮干，纳瓷钵中，玉椎缚格，少着水研之，一日一夜，急着水搅令大浊，澄取浊汁，其乳粗者自然着底，作末者即自作浊水出，即经宿澄取其粗着底者，准前法研之。凡五日五夜，皆细，逐水作粉。好用澄炼取曝干，即更于银钵中研之一日，候入肉水洗不落者佳。

钟乳散　治虚羸不足，六十以上人瘦弱不能食者，百病方：

上党人参、石斛、干姜各三分，钟乳粉（成炼者）三两。

上四味，捣三味下筛，与乳合和相得，均分作九帖。平旦空腹温醇酒服一帖，日午后服一帖，黄昏后服一帖。三日后准此服之。凡服此药法，皆三日一剂，三日内只用一升半饭，一斤肉。肉及饭惟烂，不得服葱、豉。

问曰：何故三日少食，勿得饱也？答曰：三夜乳在腹中熏补脏腑，若此饱食，即推药出腹，所以不得饱食也。

何故不得生食？由食生故即损伤药力，药力既损，脂肪亦伤，所以不得食生食也。

何故不得食葱、豉？葱、豉杀药，故不得食也。

三日服药既尽，三日内须作羹食补之，任意所便，仍不用葱、豉及硬食也。三日补讫，还须准式服药如前，尽此一斤乳讫，其气力当自知耳，不能具述。一得此法，其后服十斤、二十斤，任意所便可知也。

西岳真人灵飞散方：

云母粉一斤，茯苓八两，钟乳粉、柏子仁、人参（《千金翼》作白术）、续断、桂心各七两，菊花十五两，干地黄十二两。

上九味，为末，生天门冬十九斤，取汁溲药，纳铜器中，蒸一石二斗黍米下，米熟曝干为末，先食饮服方寸匕，日一，旦服，无毒。三日力倍；五日血脉充盛；七日身轻；十日面色悦泽，知虑聪明；十五日行及奔马，力作不知；二十日耳目聪明，力不复当；三十日夜视有光；七十日白发尽落，故齿皆去。更取二十一匕白蜜，和捣三百杵，丸如梧子大，作八十一枚，曝干。丸皆映澈如水精珠。欲令发齿复生者，吞七枚，日三服，即出。发未白、齿不落者，但服尽（一本作散），三（一本作五）百年乃白，如前法服。已白者，饵药至七百年乃落。此仙人随身常所服药也。入山日吞七丸，绝谷不饥。余服此方以来，将逾三纪，顷面色（一本作顷者但）美而悦之。疑而未敢措手，积年询访，屡有好名人曾饵得力。遂常服之一如方说，但能业之不已，功不徒弃耳。

黄帝杂忌法第七

旦起，勿开目洗面，令人目涩、失明、饶泪。清旦，常言善事，勿恶言。勿闻恶事，闻恶事，即向所来方，三唾之，吉；又勿嗔怒，勿叱咤、咄呼，勿嗟叹，勿唱。奈何？名曰请祸。勿立膝坐，而交臂膝上，勿令发覆面，皆不祥。勿举足向火，勿对灶骂詈。凡行、立、坐，勿背日，吉；勿面北坐久思，不祥起。

凡欲行来，常存魁纲在头上，所向皆吉；若欲征战，存斗柄在前以指敌，吉；勿面北冠带，凶；勿向西北唾，犯魁纲神，凶；勿咳唾，唾不用远，成肺病，令人手足重，及背痛、咳嗽。亦勿向西北大小便；勿杀龟蛇；勿怒目视日月，喜令人失明；行及乘马不用回顾，则神去，人不用鬼行踏粟。凡过神庙，慎勿辄入，入必恭敬，不得举目恣意顾瞻，当如对严君焉，乃享其福耳，不尔速获其祸。亦不得返首顾视神庙；忽见龙蛇，勿兴心惊怪，亦勿注意瞻视；忽见鬼怪变异之物，即强抑之勿怪。咒曰：见怪不怪，其怪自坏。又路行及众中，见殊妙美女，慎勿熟视而爱之，此当魑魅之物，使人深爱。无问空山旷野、稠人广众之中，皆亦如之。

凡山水有沙虱处，勿在中浴，害人。欲渡者，随驴马后急渡，不伤人；

有水弩处，射人影即死。欲渡水者，以物打水，其弩即散，急渡不伤。凡诸山有孔穴，入采宝者，惟三月、九月，余月山闭、气交，犯之死；凡人空腹不用见尸，臭气入鼻，舌上白起，口常臭。欲见尸者，皆须饮酒见之，能辟毒凶。行触热，途中逢河勿洗面，生乌䵂。

房中补益第八

论曰：人年四十以下，多有放恣；四十以上，即顿觉气力一时衰退。衰退既至，众病蜂起。久而不治，遂至不救。所以，彭祖曰：以人疗人，真得其真。故年至四十，须识房中之术。

夫房中术者，其道甚近，而人莫能行。其法，一夕御十人，闭固为谨，此房中之术，毕矣。兼之药饵，四时勿绝，则气力百倍，而智能日新。然此方之作也，非欲务于淫佚，苟求快意，务存节欲，以广养生也。非苟欲强身力，行（一本作幸）女色以纵情，意在补益以遣疾也。此房中之微旨也。是以人年四十以下，即服房中之药者，皆所以速祸，慎之慎之！故年未满四十者，不足与论房中之事。欲心未止，兼饵补药，倍力耗丧，不过半年，精髓枯竭，惟向死近。少年极须慎之。人年四十以上，常固精养气不耗，可以不老。又饵云母，足以愈疾延年。人年四十以上，勿服泻药，常饵补药大佳。昔黄帝御女一千二百而登仙，而俗人以一女伐命，知与不知，岂不远矣。其知道者，御女苦不多耳。

凡妇人不必须有颜色妍丽，但得少年未经生乳，多肌肉，益也。若足财力，选取细发，目精黑白分明，体柔骨软，肌肤细滑，言语声音和调，四肢骨节皆欲足肉，而骨不大。其体及腋皆不欲有毫，有毫当软细，不可极于相者。但蓬头蝇面，槌项结喉，雄声大口，高鼻麦齿，目精浑浊，口颔有毫，骨节高大，发黄少肉，隐毫多而且强，又生逆毫，此相不可。皆贼命损寿也。

凡御女之道，不欲令气未感动，阳气微弱，即以交合。必须先徐徐调和，使神和意感，良久，乃可令得阴气，阴气推之，须臾自强，所谓弱而纳迎，坚急出之，进退欲令疏迟，情动而止。不可高自投掷，颠倒五脏，伤绝精脉，生致百病。但数交而慎密者，诸病皆愈，年寿日益，去仙不远矣，不必九一三五之数也。能百接而不施泻者，长生矣。若御女多者，可采气。采气之道，但深接勿动，使良久气上面热，以口相当，引取女气而吞之，可疏疏进退，意动便止，缓息眠目，偃卧道引，身体更强，可复御他女也。数数易之，则得益多；人常御一女，阴气转弱，为益亦少。阳道法火，阴家法水，水能制火，阴亦消阳，久用不止，阴气逾阳，阳则转损，所得不补所失。但能御十二女而不复施泻者，令人不老，有美色。若御九十三女而自固者，年万岁矣。

凡精少则病，精尽则死，不可不思，不可不慎之也。数交而一泻，精气随长，不能使人虚也。若不数交，交而即泻，则不得益。泻之精气自然生长，但迟微，不如数交接不泻之速也。凡人习交合之时，常以鼻多纳气，口微吐气，自然益矣。交会毕，蒸热，是得气也。以菖蒲末三分，白粱粉敷摩，令燥，既使强盛，又湿疮不生也。凡欲施泻者，当闭口张目，闭气，握固两手，左右上下缩鼻取气，又缩下部及吸腹，小偃脊膂，急以左手中两指抑屏翳穴，长吐气并琢齿千遍，则精上补脑，使人长生。若精妄出，则损神也。

《仙经》曰：令人长生不老，先与女戏，饮玉浆。玉浆，口中津也。使男女感动，以左手握持，思存丹田中有赤气，内黄外白，变为日月，徘徊丹田中，俱入泥垣，两半合成一团。闭气深纳勿出入，但上下徐徐咽气，情动欲出，急退之。此非上士有智者，不能行也。其丹田在脐下三寸泥垣者，在头中对两目直入内。思作日月想，合径三寸许，两半放形而一，谓日月相擒者也。虽出入仍思念所作者勿废，佳也。又曰：男女俱仙之道，深纳勿动精，思脐中赤色，大如鸡子形，乃徐徐出入，情动乃退，一日一夕可数十为定，令人益寿。男女各息意共存思之，可猛念之。

御女之法，能一月再泄，一岁二十四泄，皆得二百岁，有颜色，无疾病。若加以药，则可长生也。人年二十者，四日一泄；三十者，八日一泄；四十者，十六日一泄；五十者，二十日一泄；六十者，闭精勿泄，若体力犹壮者，一月一泄。凡人气力自有强盛过人者，亦不可抑忍，久而不泄，致生痈疽。若年过六十，而有数旬不得交合，意中平平者，自可闭固也。昔贞观初，有一野老，年七十余，诣余云：数日来阳气益盛，自思气血已衰，何有此盛？未知垂老有此，为善恶耶？余答之曰：是大不祥。子独不闻膏火乎？夫膏火之将竭也，必先暗而后明，明止则灭。今足下年迈桑榆，久当闭精息欲。兹忽春情猛发，岂非反常耶？窃为足下忧之，子其勉欤！后四旬，发病而死。此其不慎之效也。如斯之辈非一，且疏一人，以勖将来耳。

所以善摄生者，凡觉阳事辄盛，必谨而抑之，不可纵心竭意以自贼也。若一度制得，则一度火灭，一度增油；若不能制，纵情施泻，即是膏火将灭，更去其油，可不深自防！所患人少年时不知道，知道亦不能信行之，至老乃知道，便已晚矣，病难养也。晚而自保，犹得延年益寿；若年少壮而能行道者，神仙速矣。或曰：年未六十，当闭精守一为可尔否？曰：不然。男不可无女，女不可无男。无女则意动，意动则神劳，神劳则损寿。若念真正无可思者，则大佳，长生也。然而万无一有。强抑郁闭之，难持易失，使人漏精尿浊，以致鬼交之病，损一而当百也。其服食药物，见别卷中。

御女之法：交会者当避丙丁日，及弦望晦朔、大风大雨、大雾、大寒大暑、雷电霹雳、天地晦冥、日月薄蚀、虹霓地动。若御女者，则损人神，不吉。损男百倍，令女得病，有子必癫痴顽愚、喑哑聋聩、挛跛盲眇、多病短寿、不孝不仁。又避日月星辰、火光之下、神庙佛寺之中、井灶圊厕之侧、冢墓尸柩之旁，皆所不可。夫交合如法，则有福德，大智善人降托胎中，仍令性行调顺，所作和合，家道日隆，祥瑞竞集；若不如法，则有薄福、愚痴、恶人来托胎中，仍令父母性行凶险，所作不成，家道日否，殃咎屡至。虽生成长，家国灭亡。夫祸福之应，有如影响。此乃必然之理，可不再思之。若欲求子者，但待妇人月经绝后一日、三日、五日，择其王相日及月宿在贵宿日，以生气时夜半后乃施泻，有子皆男，必寿而贤明高爵也。以月经绝后二日、四日、六日施泻，有子必女。过六日后勿得施泻，既不得子，亦不成人。

王相日：春甲乙，夏丙丁，秋庚辛，冬壬癸。

月宿日：

正月一日、六日、九日、十日、十一日、十二日、十四日、二十一日、二十四日、二十九日。

二月四日、七日、八日、九日、十日、十二日、十四日、十九日、二十二日、二十七日。

三月一日、二日、五日、六日、七日、八日、十日、十七日、二十日、二十五日。

四月三日、四日、五日、六日、八日、十日、十五日、十八日、二十二日、二十八日。

五月一日、二日、三日、四日、五日、六日、十二日、十五日、二十日、二十五日、二十八日、二十九日、三十日。

六月一日、三日、十日、十三日、十八日、二十三日、二十六日、二十七日、二十八日、二十九日。

七月一日、八日、十一日、十六日、二十一日、二十四日、二十五日、二十六日、二十七日、二十九日。

八月五日、八日、十日、十三日、十八日、二十一日、二十二日、二十三日、二十四日、二十五日、二十六日。

九月三日、六日、十一日、十六日、十九日、二十日、二十一日、二十二日、二十四日。

十月一日、四日、九日、十日、十四日、十七日、十八日、十九日、二十日、二十二日、二十三日、二十九日。

十一月一日、六日、十一日、十四日、十五日、十六日、十七日、十九日、二十六日、二十九日。

十二月四日、九日、十二日、十三日、十四日、十五日、十七日、二十四日。

若合春甲寅、乙卯，夏丙午、丁巳，秋庚申、辛酉，冬壬子、癸亥，与此上件月宿日合者尤益。

黄帝杂禁忌法曰：人有所怒，血气未定，因以交合，令人发痈疽。又不可忍小便交合，使人淋，茎中痛，面失血色，及远行疲乏来入房，为五劳虚损，少子。且妇人月事未绝，而与交合，令人成病，得白驳也。水银不可近阴，令人消缩；鹿、猪二脂不可近阴，令阴痿也。

卷二十八　脉法

平脉大法第一

论曰：夫脉者，医之大业也。既不深究其道，何以为医者哉！是以古之哲医，寤寐俯仰，不与常人同域，造次必于医，颠沛必于医，故能感于鬼神，通于天地，可以济众，可以依凭。若与常人混其波澜，则庶事隳坏，使夫物类将何仰焉？由是言之，学者必当屏弃俗情，凝心于此，则和鹊之功因兹可得而致也。经曰：诊脉之法，常以平旦，阴气未动，阳气未散，饮食未进，经脉未盛，络脉调均，气血未乱，故乃可诊有过之脉（《脉经》云：过此非也）。切脉动，静而视精明，察五色，观五脏有余不足，六腑强弱，形之盛衰，可以此参互（一本作伍），决生死之分也。

又曰：平脉者，皆于平旦，勿食勿语，消息体气，设有所作，亦如食顷，师亦如之。既定，先诊寸口，初重指切骨，定毕便渐举指，令指不厚不薄，与皮毛相得，如三菽之重。于轻重之间，随人强弱肥瘦，以意消息进退，举按之宜，称其浮沉诸类，应于四时五行，与人五脏相应。不尔者，以其轻重相薄，寻状论寒暑得失。

凡人禀形，气有中适，有躁静，各不同，气脉潮动，亦各随其性情。一呼而脉再至，一吸而脉再至，呼吸定息之间复一至，合为五至，此为平和中适者也。春秋日夜正等，无余分时也，其余日则其呼而脉至多，吸而脉至少。或吸而脉至多，呼而脉至少，此则不同，如冬夏日夜长短之异也。凡气脉呼吸法昼夜，变通效四时，然于呼吸定息应五至之限，无有亏僻。犹晷刻与四时有长短，而岁功日数无遗也。若人有赢有壮，其呼吸虽相压遏，而昼夜息度随其漏刻，是谓呼吸象昼夜，变通效四时。夫诊脉，当以意先自消息，压取病人呼吸以自同，而后察其脉数，计于定息之限，五至者为平人。若有盈缩，寻状论病源之所宜也。

问曰：何谓三部脉？答曰：寸、关、尺也。凡人修短不同，其形各异，有尺寸分三关之法，从肘腕中横纹至掌鱼际后纹，却而十分之而入，取九分，是为尺；从鱼际后纹却还度取十分之一，则是寸；寸十分之而入，取九分之中，则寸口也。此处其骨自高，故云阴得尺内一寸，阳得寸内九分。从寸口入，却行六分，为关分；从关分又入六分，为尺分。

又曰：从鱼际至高骨却行一寸，其中名曰寸口。从寸口至尺，名曰尺泽，故曰尺寸。寸后尺前名曰关，阳出阴入，以关为界，如天地人为三界。寸主射上焦、头及皮毛，竟手上部；关主射中焦、腹及腰中部；尺主射下焦、小腹至足下部。此为三部法，象三才天地人，头腹足为三元也。夫十二经皆有动脉，独取寸口，以决五脏六腑死生吉凶之候者，何谓也？然寸口者，脉之大会，手太阴之动脉也。人一呼脉行三寸，一吸脉行三寸，呼吸定息，脉行六寸。人一日一夜凡一万三千五百息，脉行五十度，周于其身，漏水下百刻，荣卫行阳二十五度，行阴亦二十五度，为一周（晬时也）。故五十度而复会于手太阴。太阴者，寸口也，即五脏六腑之所终始，故法取于寸口。人有三百六十脉，法三百六十日也。

诊五脏脉轻重法第二

初持脉，如三菽之重，与皮毛相得者，肺部（金，秋三月，庚辛之气）。如六菽之重，与血脉相得者，心部（火，夏三月，丙丁之气）。如九菽之重，与肌肉相得者，脾部（土，旺四季，季夏六月，戊己之气）。如十二菽之重，与筋平者，肝部（木，春三月，甲乙之气）。按之至骨，举之来疾者，肾部（水，冬三月，壬癸之气）。心肺俱浮，何以别之？然浮而大散者，心也（象火，浮散）。浮而短涩者，肺也（象金，浮涩）。肾肝俱沉，何以别之？然牢而长者，肝也（如卉，生苗吐颖）。按之软，濡而大，举指来实者，肾也（濡弱如水，举重胜船）。脾者中州，故其脉在中，是阴阳之脉也（《千金翼》云：迟缓而长者，脾也）。

指下形状第三

浮脉，举之有余，按之不足（浮于指下）。

沉脉，举之不足，按之有余（重按之乃得）。

涩脉，细而迟，往来难且散，或一止复来（一曰浮而短，一曰短而止，或如散）。

滑脉，往来前却，流利展转，替替然与数相似（一曰浮中如有力。一曰洒洒如欲脱）。

洪脉，极大在指下（一曰浮而大）。

细脉，小大于微，常有但细耳。

微脉，极细而软，或欲绝，若有若无（一曰小也，一曰手下快，一曰薄，一曰按之如欲尽也）。

弦脉，举之无有，按之如张弓弦状（一曰如张弓弦，按之不移；又曰浮紧乃为弦也）。

紧脉，数如切绳状（一曰如转索之无常）。

迟脉，呼吸三至，来去极迟（一曰举之不足，按之尽牢。一曰按之尽牢，举之无有）。

数脉，去来促急（一曰一息脉六七至。一曰数者进之名）。

缓脉，去来亦迟，小快于迟（一曰浮大而软，阴与阳同着）。

弱脉，极软而沉，细按之欲绝指下（一曰按之乃得，举之即无）。

动脉，见于关上，无头尾大如豆，厥厥动摇。

伏脉，极重，指着骨乃得（一曰关上沉不出，名曰伏。一曰手下裁动。一曰按之不足，举之无有）。

芤脉，浮大而软，按之中央空，两边实（一曰指下无，两旁有）。

软脉，极软而浮细（一曰按之无有，举之有余。一曰细小如软。《千金翼》软作濡）。

虚脉，迟大而软，按之不足，隐指豁豁然空。

实脉，大而长，微强，按之隐指愊愊然（一曰沉浮皆得）。

促脉，来去数，时一至。

结脉，往来缓，时一止，复来，脉结者生。

代脉，来数中止，不能自还，因而复动。脉代者死。

散脉，大而散。散者，气实血虚，有表无里。

革脉，有似沉、伏、实，大而长，微弦（《千金翼》以革为牢）。

弦与紧相类，软与弱相类，浮与芤相类（又曰浮与洪相类），微与涩相类，沉与伏相类，缓与迟相类（又曰软与迟相类），革与实相类（《千金翼》作牢与实相类），滑与数相类。

五脏脉所属第四

心部，在左手关前寸口（亦名人迎）。肝部，在左手关上。肾部，在左手关后尺中。肺部，在右手关前寸口（亦名气口）。脾部，在右手关上。肾部，在右手关后尺中。

脉法赞云：

> 肝心出左，脾肺出右，
>
> 肾与命门，俱出尺部。
>
> 魂魄谷神，皆见寸口。
>
> 左主司官，右主司府。
>
> 左大顺男，右大顺女。
>
> 关前一分，人命之主。
>
> 左为人迎，右为气口，
>
> 神门决断，两在关后。
>
> 人无二脉，病死不愈，
>
> 诸经损减，各随其部。
>
> 三阴三阳，谁先谁后。
>
> 阴病治官，阳病治府。
>
> 奇邪所舍，如何捕取？

问曰：

> 审而知之，针入病愈。
>
> 脉有三部，阴阳相乘，
>
> 荣卫气血，而行人躬。
>
> 呼吸出入，上下于中，
>
> 因息游布，津液流通。
>
> 随时动作，效象形容，
>
> 春弦秋浮，冬沉夏洪。
>
> 察色观脉，大小不同。
>
> 一时之间，变无经常。

千金方

尺寸参差，或短或长，
上下乖错，或存或亡。
病辄改易，进退低昂，
心迷意惑，动失纪纲，
愿为缕陈，令得分明。

师曰：

子之所问，道之根源，
脉有三部，尺寸及关。
荣卫流行，不失衡铨，
肾沉心洪，肺浮肝弦，
此自常经，不失铢分。
出入升降，漏刻周旋。
水下二刻，脉一周身，
旋复寸口，虚实见焉。
变化相乘，阴阳相干，
风则浮虚，寒则紧弦，
沉潜水蓄，支饮急弦，
动弦为痛，数洪热烦，
设有不应，知变所缘。
三部不同，病各异端，
太过可怪，不及亦然；
邪不空见，终必有奸。
审察表里，三焦别分，
知邪所舍，消息诊看，
料度腑脏，独见若神。

分别病形状第五

脉数则在腑，迟在脏。

脉长而弦，病在肝（《脉经》作出于肝）。

脉小血少，病在心（扁鹊云：脉大而洪，出于心）。

脉下坚上虚，病在脾胃。

脉滑（一作涩）而微浮，病在肺。

脉大而坚，病在肾（扁鹊云：小而紧）。

脉滑者，多血少气。

脉涩者，少血多气。

脉大者，血气俱多（又云：脉来大而坚者，血气俱实）。

脉小者，血气俱少（又云：脉来细而微者，血气俱虚）。

脉沉细滑疾者，热。

脉迟紧为寒（《脉经》云：洪数滑疾为热，涩迟沉细为寒）。

脉盛滑紧者，病在外，热；

脉小实而紧者，病在内，冷。

脉小弱而涩，谓之久病；

脉滑浮而疾者，谓之新病。

脉浮滑，其人外热，风走刺，有饮，难治。

脉沉而紧，上焦有热，下寒，得冷即便下。

脉沉而细，下焦有寒，小便数，时苦绞痛，下利重。

脉浮紧且滑直者，外热内冷，不得大小便。

脉洪大紧急，病速进在外，苦头发热，痈肿。

脉细小紧急，病速进在中，寒为疝瘕积聚，腹中刺痛。

脉沉重而直前绝者，病血在肠间。

脉沉重而中散者，因寒食成癥。

脉直前而中散绝者，病消渴（一云：病浸淫疮）。

脉沉重，前不至寸口，徘徊绝者，病在肌肉遁尸。

脉左转而沉重者，气微，阳在胸中。

脉右转出不至寸口者，内有肉症。

脉累累如贯珠不前至，有风寒在大肠，伏留不去。

脉累累如止不至，寸口软者，结热在小肠膜中，伏留不去。

脉直前左右弹者，病在血脉中，衃血也。

脉后而左右弹者，病在筋骨中也。

脉前大后小，即头痛目眩。

脉前小后大，即胸满短气。

上部有脉，下部无脉，其人当吐，不吐者死。

上部无脉，下部有脉，虽困无所苦。

夫脉者，血之府也。长则气治，短则气病，数则烦心，大则病进，上盛则气高，下盛则气胀，代则气衰，细（《太素》作滑）则气少，涩则心痛。浑浑革革，至如涌泉，病进而危。弊弊绰绰，其去如弦绝者死。短而急者，病在上，长而缓者病在下；沉而弦急者病在内，浮而洪大者病在外；脉实者病在内，脉虚者病在外。在上为表，在下为里，浮为在表，沉为在里。滑为实为下（又为阳气衰），数为虚为热，浮为风为虚，动为痛为惊，沉为水为实（又为鬼疰），弱为虚为悸。迟则为寒，涩则少血，缓则为虚，洪则为气（一作热），紧则为寒，弦数为疟。疟脉自弦，弦数多热，弦迟多寒。微则为虚，代散则死。弦为痛痹（一作浮，为风疰），偏弦为饮，双弦则胁下拘急而痛，其人涩涩恶寒。脉大，寒热在中。伏者霍乱。安卧脉盛，谓之脱血。凡亡汗，肺中寒，饮冷水，咳嗽下利，胃中虚冷，此等其脉并紧。

浮而大者，风。

浮大者，中风，头重鼻塞。

浮而缓，皮肤不仁，风寒入肌肉。

滑而浮散者，瘫缓风。

滑为鬼疰。

涩而紧，痹病。

浮洪大长者，风眩癫疾。

大坚疾者，癫病。

弦而钩，胁下如刀刺，状如蜚尸，至困不死。

紧而急者，遁尸。

洪大者，伤寒热病。

浮洪大者，伤寒，秋吉，春成病。

浮而滑者，宿食。

浮滑而疾者，食不消，脾不磨。

短疾而滑，酒病。

浮而细滑，伤饮。

迟而涩，中寒，有癥结。

快而紧，积聚，有击痛。

弦急，疝瘕，小腹痛，又为癖病（一作痹病）。

迟而滑者胀。

盛而紧曰胀。

弦小者，寒澼。

沉而弦者，悬饮内痛。

弦数，有寒饮，冬夏难治。

紧而滑者，吐逆。

小弱而涩，胃反。

迟而缓者，有寒。

微而紧者，有寒。

沉而迟，腹脏有冷病。

微弱者，有寒少气。

实紧，胃中有寒，苦不能食，时时利者难治（一作时时呕，稽难治）。

滑数，心下结热盛。

滑疾，胃中有热。

缓而滑曰热中。

沉而急，病伤暑，暴发虚热。

浮而绝者，气。

辟大而滑，中有短气。

浮短者，其人肺伤，诸气微少，不过一年死，法当嗽也。

沉而数，中水，冬不治自愈。

短而数，心痛心烦。

弦而紧，胁痛，脏伤，有瘀血（一作有寒血）。

沉而滑，为下重，亦为有（一本作背）脊痛。

脉来细而滑，按之能虚，因急持直者，僵仆，从高堕下，病在内。

微浮，秋吉，冬成病。

微数，虽甚不成病，不可劳。

浮滑疾紧者，以合百病，久易愈。

阳邪来，见浮洪。

阴邪来，见沉细。

水谷来，见坚实。

脉来乍大乍小，乍长乍短者，为祟。

脉来洪大袅袅者，祟。

脉来沉沉泽泽，四肢不仁而重，土祟。

脉与肌肉相得，久持之至者，可下之。

弦小紧者，可下之。

紧而数，寒热俱发，必下乃愈。

弦迟者，宜温药。

紧数者，可发其汗。

三关主对法第六

诸浮、诸弦、诸沉、诸紧、诸涩、诸滑，若在寸口，膈以上病（头部）；若在关上，胃以下病（腹部）；若在尺中，肾以下病（腰脚部）。

平寸口脉主对法：

手寸口脉滑而迟，不沉不浮，不长不短，为无病，左右同法。

寸口太过与不及，寸口之脉中手短者，曰头痛，中手长者，曰足经痛，中手促上击者，曰肩背痛。

寸口脉沉而坚者，曰病在中。

寸口脉浮而盛者，曰病在外。

寸口脉沉而弱者，曰寒热及疝瘕，小腹痛（热，一作气，又作中）。

寸口脉沉而弱，发必堕落。

寸口脉沉而紧，苦心下有寒，时时痛，有积邪。

寸口脉沉而滑者，胸中有水气，面目肿，有微热，为风水。

寸口脉沉大而滑，沉即为血实，滑即为气实，血气相搏，入脏即死，入腑即愈。

寸口脉沉，胸中短气。

寸口脉沉而喘者，寒热。

寸口脉浮而滑，头中痛。

寸口脉浮大，按之反涩，尺中亦微而涩，故知有滞气、宿食。

寸口脉弦而紧，弦即卫气不行，卫气不行，即恶寒，水流走肠间。

寸口脉紧或浮，膈上有寒，肺下有水气。

脉紧上寸口者，中风，风头痛亦如之（《千金翼》云：亦为伤寒头痛）。

脉弦上寸口者，宿食；降者，头痛。

寸口脉弦大，妇人半生漏下，男子亡血失精。

寸口脉微而弱，微即恶寒，弱则发热，当发不发，骨节疼烦；当烦不烦，与极汗出。

寸口脉微而弱，气血俱虚，男子吐血，妇人下血，呕汁出。

寸口脉动而弱，动即为惊，弱即为悸。

寸口脉缓而迟，缓即为虚，迟即为寒，虚寒相搏，则欲温食，食冷即咽痛。

寸口脉迟而缓，迟则为寒，缓即为气，寒气相搏，则绞而痛。

寸口脉迟而涩，迟即为寒，涩为少血。

脉来过寸入鱼际者，遗尿；脉出鱼际，逆气喘息。

寸口脉但实者，心劳。

寸口脉漱漱如羹上肥，阳气微；连连如蜘蛛丝，阴气衰。

两手前部阳绝者，苦心下寒毒，喙中热。

寸口脉偏绝，则臂僻不遂，其人两手俱绝者，不可治。

寸口脉来暂大暂小者，阴络也，苦阴风痹，应时自发，身洗洗也。

寸口脉来暂小暂大者，阳络也，苦皮肤病，汗出恶寒，下部不仁。

寸口脉浮，中风发热头痛，宜服桂枝汤、葛根汤，针风池、风府，向火灸身，摩治风膏，覆令汗出。

寸口脉紧，苦头痛，是伤寒，宜服麻黄汤发汗，针眉冲、颞颥，摩伤寒膏。

寸口脉微，苦寒为衄，宜服五味子汤、麻黄茱萸膏，令汗出。

寸口脉数，即为吐，以有热在胃脘，熏胸中，宜服药吐之，及针胃脘，服除热汤。若伤寒七八日至十日，热在中，烦满渴者，宜服知母汤。

寸口脉洪大，胸胁满，宜服生姜汤、白薇丸，亦可紫菀汤下之，针上脘、期门、章门。

寸口脉缓，皮肤不仁，风寒在肌肉，宜服防风汤，以药敷熨之佳，灸诸治风穴。

寸口脉滑，阳实，胸中壅满，吐逆，宜服前胡汤，针太阳、巨阙泻之。

寸口脉弦，心下愊愊，微头痛，心下有水气，宜服甘遂丸，针期门泻之。

寸口脉弱，阳气虚弱，自汗出，宜服茯苓汤、内补散，将适饮食消息，勿极劳，针胃脘补之。

寸口脉涩，是胃气不足，宜服干地黄汤，自养，调和饮食，针胃脘（一作三里）补之。

寸口脉芤，吐血，微芤者衄血，空虚，去血故也，宜服竹皮汤、黄土汤，灸膻中。

寸口脉伏，胸中逆气，噎塞，是诸气上冲胸中，宜服前胡汤、大三建丸，针巨阙泻之。

寸口脉沉，胸中引胁痛，胸中有水气，宜服泽漆汤，针巨阙泻之。

寸口脉软弱，自汗出，是虚损病，宜服干地黄汤、薯蓣丸、内补散、牡蛎散并粉，针太冲补之。

寸口脉迟，上焦有寒，心痛咽酸，吐酸水，宜服附子汤、生姜汤、茱萸丸，调和饮食以暖之。

寸口脉实，即生热，在脾肺，呕逆气塞；虚则生寒，在脾胃，食不消化。热即宜服竹叶汤、葛根汤，寒即茱萸丸、生姜汤。

寸口脉细，发热呕吐，宜服黄芩龙胆汤；吐不止，宜服橘皮桔梗汤，及灸中府。

平关脉主对法：

关上脉浮而大，风在胃中，张口肩息，心下澹澹，食欲呕。

关上脉微浮，积热在胃中，呕吐蛔虫，心健忘。

关上脉滑而大小不均，必吐逆，是为病方欲来，不出一二日，复欲发动，其人欲多饮，饮即注利。如利，止者生，不止者死。

关上脉紧而滑者，蛔动。

关上脉弦而长（《千金翼》作大），有痛如刀刺之状，在脐左右上下（《脉经》云：有积在脐左右上下）。

关上脉涩而坚，大而实，按之不减有力，为中焦实，有伏结在脾肺气塞，实热在胃中。

关上脉襜襜大，而尺寸细者，其人必心腹冷积，癥瘕结聚，欲热饮食。

关上脉时来时去，乍大乍小，乍疏乍数者，胃中寒热，羸劣，不欲饮食，如疟状。

关上脉浮，腹满不欲食，浮为虚满，宜服平胃丸、茯苓汤、生姜前胡汤，针胃脘，先泻后补之。

关上脉紧，心下苦满痛，脉紧为实，宜服茱萸当归汤，又加大黄二两佳（《脉经》云：又大黄汤两治之佳）。针巨阙、下脘泻之。

关上脉微，胃中冷，心下拘急，宜服附子汤、生姜汤、附子丸，针巨阙补之。

关上脉数，胃中有客热，宜服知母汤（一作丸）、除热汤，针巨阙、上脘泻之。

关上脉缓，不欲食，此脾胃气不足，宜服平胃丸、补脾汤，又针章门补之。

关上脉滑，胃中有热，滑为热实气满，故不欲食，食即吐逆，宜服朴硝麻黄汤、平胃丸（一作宜服紫菀汤、人参大平胃丸），针胃脘泻之。

关上脉弦，胃中有冷，心下厥逆，脉弦胃气虚，宜服茱萸汤，温调饮食，针胃脘补之。

关上脉弱，胃气虚，胃中有客热，脉弱为虚热作病。且说云有热，

卷二十八　脉法

不可大攻之，热去即寒起。正宜服竹叶汤，针胃脘补之。

关上脉细，虚，腹满，宜服生姜汤、茱萸蜀椒汤、白薇丸，针灸三脘。

关上脉涩，血气逆冷，脉涩为血虚，宜服干地黄汤、四补散，针足太冲上补之。

关上脉芤，大便去血，宜服生地黄并生竹皮汤，灸膈俞。若重下去血，针关元，甚者服龙骨丸（关元，一作巨阙）。

关上脉伏，有水气溏泄，宜服水银丸，针关元，利小便，止溏泄，便止。

关上脉洪，胃中热，必烦满，宜服平胃丸，针胃脘，先泻后补之。

关上脉沉，心下有冷气，苦满吞酸，宜服白薇丸、茯苓丸、附子汤，针胃脘补之。

关上脉软，苦虚冷，脾虚气弱，重下病，宜服赤石脂汤、女萎丸，针关元补之。

关上脉迟，胃中寒，宜服桂枝丸、茱萸汤，针胃脘补之。

关上脉实，胃中痛，宜服栀子汤、茱萸乌头丸，针胃脘补之。

关上脉牢，脾胃气塞，盛热，即腹满响响，宜服紫菀丸、泻脾丸，针灸胃脘泻之。

平尺脉主对法：

尺脉浮者，客阳在下焦。

尺脉弱，下焦冷，无阳气，上热冲头面。

尺脉弱寸强，胃络脉伤。

尺脉偏滑疾，面赤如醉，外热则病。

尺脉细微，溏泄下冷利（《素问》云：尺寒脉细，谓之后泄）。

尺脉虚小者，足胫寒，痿痹脚疼。

尺脉涩，下血，不利，多汗（《素问》云：尺涩脉滑，谓之多汗）。

尺脉沉而滑者，寸白虫。

尺脉细而急者，筋挛痹不能行。

尺脉大者，热在脬中，小便赤痛。

尺脉粗，常热者，谓之热中，腰胯疼，小便赤热。

尺脉按之，不绝，妇人血闭，与关相应和。滑者，男子气血实，妇人即为妊娠。

尺脉来而断绝者，男子小腹有滞气，妇人月水不利。

尺寸俱软弱，内温热，手足逆冷，汗出。

尺寸俱沉，关上无有者，苦心下喘。

尺寸俱沉，关上若有，苦寒心下痛，阴中冷，脚痹。

尺寸俱微，少心力，不欲言，血气不足，其人脚弱，短气。

尺寸俱数，手足头面有热；俱迟，有寒，手足头面有冷风。

尺脉浮，下热风，小便难，宜服瞿麦汤、滑石散，针横骨、关元泻之。

尺脉紧，脐下痛，宜服当归汤，灸天枢、针关元补之。

尺脉微，厥逆，小腹中拘急，有寒气，宜服小建中汤，针气海。

尺脉数，恶寒，脐下热痛，小便赤黄，宜服鸡子汤、白鱼散，针横骨泻之。

尺脉缓，脚弱下肿（一本无此四字），小便难，有余沥，宜服滑石汤、瞿麦散，针横骨泻之。

尺脉滑，血气实，经脉不利，宜服朴硝煎、大黄汤，下去经血，针关元泻之。

尺脉弦，小腹疼，小腹及脚中拘急，宜服建中汤、当归汤，针气海泻之。

尺脉弱，气少发热，骨烦，宜服前胡汤、干地黄茯苓汤，针关元补之。

尺脉涩，足胫逆冷，小便赤，宜服附子四逆汤，针足太冲补之。

尺脉芤，下焦虚，小便去血，宜服竹皮生地黄汤，灸丹田、关元。

尺脉伏，小腹痛，癥疝，水谷不化，宜服大平胃丸、桔梗丸，针关元补之。

尺脉沉，腰背痛，宜服肾气丸，针京门补之。

尺脉软，脚不收，风痹（一本无此五字），小便难，宜服瞿麦汤、白鱼散，针关元泻之。

尺脉牢，腹满，阴中急，宜服葶苈茱萸丸，针丹田、关元、中极。

尺脉迟，下焦有寒，宜服桂枝丸，针气海、关元泻之。

尺脉实，小腹痛，小便不禁，宜服当归汤加大黄一两，利大便，针关元补之。

五脏积聚第七

人病有积、有聚、有谷气（谷，一作系）。夫积者，脏病，终不移也；聚者，腑病，发作有时，展转痛移，为可治也。谷气者，胁下牵痛，按之则愈，愈而复发为谷气。夫病已愈不得复发，发即为谷气也。诸积大法，脉来细软附骨者，为积也。寸口结者，积在胸中。微出寸口，积在喉中。关上结者，积在脐旁。微下关者，积在小腹。尺中结，积在气冲。上关上，积在心下。脉出在左，积在左。脉出在右，积在右。脉两出，积在中央，各以其部处之。寸口沉而横者，胁下及腹中有横积痛。

脉弦，腹中急痛，腰背痛相引，腹中有寒，疝瘕。脉弦紧而细微者，瘕也。夫寒痹、癥瘕、积聚之脉状，皆弦紧。若在心下，即寸弦紧。在胃脘，即关弦紧。在脐下，即尺弦紧（一云：关脉长弦，有积在脐左右上下）。

又脉癥法：

左手脉横，癥在左。右手脉横，癥在右。脉头大在上，头小在下。

又一法：

横脉见左，积在右；见右，积在左。偏得洪实而滑，亦为积。弦紧，亦为积，为寒痹，为疝痛。内有积不见脉，难治。见一脉相应，为易治。诸不相应，为不合治也。左手脉大，右手脉小，上病在左胁，下病在左足。右手脉大，左手脉小，上病在右胁，下病在右足。脉弦而伏者，腹中有癥，不可转也，必死不治。脉来细沉而直者，身有痈肿，腹中有伏梁。脉来沉而虚者，泄注也。脉来小，沉实者，胃中有积聚，不可下，食即吐。

阴阳表里虚实第八

弦为少阳，缓为阳明，洪为太阳，三阳也。微为少阴，迟为厥阴，沉为太阴，三阴也。

脉有一阴一阳，一阴二阳，一阴三阳；有一阳一阴，一阳二阴，一阳三阴。如此言之，寸口有六脉，俱动耶？然《经》言如此者，非有六脉俱动也，谓浮、沉、长、短、滑、涩也。凡脉浮，滑长者，阳也；沉涩短者，阴也。所以言一阴一阳者，谓脉来沉而滑也。一阴二阳者，谓脉来沉滑而长也。一阴三阳者，谓脉来浮滑而长，时一沉也。所以，言一阳一阴者，谓脉来浮而涩也。一阳二阴者，谓脉来长而沉涩也。一阳三阴者，谓脉来沉涩而短，时一浮也。各以其经所在，言病之逆顺也。

脉有阳盛阴虚、阴盛阳虚，何谓也？然浮之损小，沉之实大，故曰：阴盛阳虚。沉之损小，浮之实大，故曰：阳盛阴虚。是谓阴阳虚实之意也。凡脉浮、大、数、动、长、滑，阳也；沉、涩、弱、弦、短、微，阴也。阳病见阴脉者，逆也，主死；阴病见阳脉者，顺也，主生。关前为阳，关后为阴。阳数即吐，阴微即下；阳弦则头痛，阴弦即腹痛，以依阴阳察病也。又尺脉为阴，阴脉常沉而迟；寸关为阳，阳脉但浮而速。有表无里，邪之所止，得鬼病。何谓表里？寸尺为表，关为里。两头有脉，关中绝不至也。尺脉上不至关为阴绝，寸脉下不至关为阳绝。阴绝而阳微，死不治。呼为表，属腑；吸为里，属脏。阳微不能呼，阴微不能吸，呼吸不足，胸中短气。弱反在关，濡反在巅，微在其上，涩反在下。微即阳气不足，沾热汗出；涩即无血，厥而且寒。

诸腑脉为阳，主热；诸脏脉为阴，主寒。阳微则汗，阴浮自下（《脉经》作阴微）。阳数口生疮，阴数加微，必恶寒而烦扰不得眠。阳芤吐血（《脉经》作阳数则吐血），阴芤下血（《脉经》作阴涩即下血）。无阳即厥，无阴即呕。

寸口脉浮大而疾者，名曰阳中之阳，病苦烦满，身热，头痛，腹中热。

寸口脉沉细者，名曰阳中之阴，病苦悲伤不乐，恶闻人声，少气，时汗出，阴气不通（不通一作并），臂不能举（《巢源》作臂偏不举）。

尺脉沉细者，名曰阴中之阴，病苦两胫酸疼，不能久立，阴气衰，小便余沥，阴下湿痒。

尺脉滑而浮大者，名曰阴中之阳。病苦小腹痛满，不能溺，溺即阴中痛，大便亦然。

尺脉牢而长，关上无有，此为阴干阳，其人苦两胫重，小腹引腰痛。

寸口壮大，尺中无有，此为阳干阴，其人苦腰背痛，阴中伤，足经寒。

人有三虚三实者，何谓也？然有脉之虚实，有病之虚实，有诊之虚实。脉之虚实者，脉来濡者，为虚；牢者，为实也。病之虚实者，出者为虚，入者为实；言者为虚，不言者为实；缓者为虚，急者为实也。诊之虚实者，痒者为虚，痛者为实；外痛内快，为外实内虚；内痛外快，为内实外虚。故曰虚实也。

问曰：何谓虚实？答曰：邪气盛则实，精气夺则虚。何谓重实？所谓重实者，大热病，气热脉满，是谓重实也。

脉盛、皮热、腹胀、前后不通、急瞀,为五实。脉细、皮寒、气少、泄痢注前后、饮食不入,为五虚也。

何时得病第九

何以知人露卧得病?阳中有阴也。

何以知人夏月得病?诸阳入阴也。

何以知人春得病?无肝脉也。

无心脉,夏得病。无肺脉,秋得病。无肾脉,冬得病。无脾脉,四季之月得病。

扁鹊华佗察声色要诀第十

病人五脏已夺,神明不守,声嘶者死。

病人循衣缝,谵言者,不可治。

病人阴阳俱绝,掣衣撮空,妄言者,死。

病人妄语错乱,及不能语者,不治。热病者,见此可治。

病人阴阳俱绝,失音不能言者,三日半死。

病人两目眦有黄色起者,其病方愈。

病人面黄目青者,不死;青如草滋,死。

病人面黄目赤者,不死;赤如衃血,死。

病人面黄目白者,不死;白如枯骨,死。

病人面黄目黑者,不死;黑如炱,死。

病人面目俱等者,不死。

病人面黑目青者,不死。

病人面青目白者，死。

病人面赤目青者，六日死。

病人面黄目青者，九日必死，是谓乱经。饮酒当风，邪入胃经；胆气妄泄，目则为青。虽有天救，不可复生。

病人面赤目白者，十日死。忧恚思虑，心气内索，面色反好，急求棺椁。

病人面白目黑者死。此谓荣华已去，血脉空索。

病人面黑目白者，八日死。肾气内伤，病因留积。

病人面青目黄者，五日死。病人着床，心痛短气，脾竭内伤；百病复愈，能起彷徨；因坐于地，其立倚床。能治此者，可谓神良。

病人面无精光若土色，不受饮食者，四日死。

病人目无精光，及牙齿黑色者，不治。

病人耳目鼻口有黑色起，入于口者，必死。

病人耳目及颧颊赤者，死在五日中。

病人黑色出于额上发际，下直鼻脊两颧上者，亦死在五日中。

病人及健人黑色，若白色起，入目及鼻口者，死在三日中。

病人及健人面忽如马肝色，望之如青，近之如黑者，死。

病人面黑，目直视，恶风者，死。

病人面黑，唇青者，死。

病人面青，唇黑者，死。

病人面黑，两胁下满，不能自转反者，死。

病人目回回直视，肩息者，一日死。

病人阴结阳绝，目精脱，恍惚者，死。

病人阴阳绝竭，目眶陷者，死。

病人眉系倾者，七日死。

病人口如鱼口，不能复闭，而气出多不返者，死。

病人口张者，三日死。

病人唇青，人中反者，三日死。

病人唇反，人中满者，死。

病人唇口忽干者，不治。

病人唇肿齿焦者，死。

病人齿忽变黑者，十三日死。

病人舌卷、卵缩者，必死。

病人汗出不流，舌卷黑者，死。

病人发直者，十五日死。

病人发如干麻，善怒者，死。

病人发与眉冲起者，死。

病人爪甲青者，死。

病人爪甲白者，不治。

病人手足爪甲下肉黑者，八日死。

病人荣卫竭绝，面浮肿者，死。

病人卒肿，其面苍黑者，死。

病人手掌肿，无纹者，死。

病人脐肿反出者，死。

病人阴囊茎俱肿者，死。

病人脉绝，口张足肿者，五日死。

病人足跌肿，呕吐头重者，死。

病人足跌上肿，两膝大如斗者，十日死。

病人卧，遗屎不觉者，死。

病人尸臭者，不可治。

肝病皮白，肺之日，庚辛死。

心病目黑，肾之日，壬癸死。

脾病唇青，肝之日，甲乙死。

肺病颊赤目肿，心之日，丙丁死。

肾病面肿唇黄，脾之日，戊己死。

青欲如苍璧之泽，不欲如蓝。

赤欲如帛里朱，不欲如赭。

白欲如鹅羽，不欲如盐。

黑欲如重漆，不欲如炭。

黄欲如罗里雄黄，不欲如黄土。

诊五脏六腑气绝证候第十一

病人肝绝，八日死。何以知之？面青，但欲伏眠，目视而不见人，汗（一作泣）出如水不止（一曰二日死）。

病人胆绝，七日死。何以知之？眉为之倾。

病人筋绝，九日死。何以知之？手足爪甲青，呼骂不休（一曰八日死）。

病人心绝，一日死。何以知之？肩息回视，立死（一曰目亭亭，二日死）。

病人肠（一云小肠）绝，六日死。何以知之？发直如干麻，不得屈伸，自汗不止。

病人脾绝，十二日死。何以知之？口冷足肿，腹热胪胀，泄利不觉，出无时度（一曰五日死）。

病人胃绝，五日死。何以知之？脊痛，腰中重，不可反覆（一曰腓肠平，九日死）。

病人肉绝，六日死。何以知之？耳干，舌皆肿，溺血，大便赤泄（一曰足肿，九日死）。

病人肺绝，三日死。何以知之？口张，但气出而不还（一曰鼻口虚张短气）。

病人大肠绝，不治。何以知之？泄利无度，利绝则死。

病人肾绝，四日死。何以知之？齿为暴枯，面为正黑，目中黄色，腰中欲折，白汗出如流水（一曰人中平，七日死）。

病人骨绝，齿黄落，十日死。

诸浮脉无根者，皆死。以上五脏六腑为根也。

诊四时相反脉第十二

春三月木旺，肝脉治当先至，心脉次之，肺脉次之，肾脉次之，此为王相顺脉也。

到六月土旺，脾脉当先至，而反不至，反得肾脉，此为肾反脾也，七十日死。何谓肾反脾？夏火旺，心脉当先至，肺脉次之，而反得肾脉，是谓肾反脾。期五月、六月，忌丙丁。脾反肝，三十日死。何谓脾反肝？春肝脉当先至，而反不至，脾脉先至，是谓脾反肝。期正月、二月，忌甲乙。肾反肝，三岁死。何谓肾反肝？春肝脉当先至，而反不至，肾脉先至，是谓肾反肝。期七月、八月，忌庚辛。肾反心，二岁死。何谓肾反心？夏心脉当先至，而反不至，肾脉先至，是谓肾反心。期六月，忌戊己。

此中不论肺金之气，疏略未谕，指南又推五行，亦颇颠倒，待求别录上。凡疗病，察其形貌、神气、色泽、脉之盛衰、病之新故，乃可治之。形气相得，色泽以浮，脉从四时，此为易治。形气相失，色夭不泽，脉实坚甚，脉逆四时，此为难治。

逆四时者，春得肺脉，夏得肾脉，秋得心脉，冬得脾脉。其至皆悬、绝、涩者，曰逆。春夏沉涩，秋冬浮大，病热，脉静泄痢，脉大脱血，脉实病在中；脉坚实，病在外。脉不实，名逆四时，皆难疗也。凡四时脉，皆以胃气为本，虽有四时王相之脉，无胃气者难瘥也。何为胃气？脉来弱而滑者，是也，命曰易治。

诊脉动止投数疏数死期年月第十三

脉一动一止，二日死（《经》云：一日死）。

脉二动一止，三日死。

脉三动一止，四日死，或五日死。

脉四动一止，六日死。

脉五动一止，七日死，或五日死。

脉六动一止，八日死。

脉七动一止，九日死。

脉八动一止，十日死。

脉九动一止，九日死（又云：十一日死。《经》云：十三日死，若立春死）。

脉十动一止，立春死（《经》云：立夏死）。

脉十一动一止，立夏死（《经》云：夏至死。又云：立秋死）。

脉十二动、十三动一止，立秋死（《经》云：立冬死）。

脉十四动、十五动一止，立冬死（《经》云：立夏死）。

脉二十动一止，一岁死，若立秋死。

脉二十一动一止，二岁死。

脉二十五动一止，二岁死（《经》云：一岁死。又云：立冬死）。

脉三十动一止，二岁死，若三岁死。

脉三十五动一止，三岁死。

脉四十动一止，四岁死。

脉五十动一止，五岁死。不满五十动一止，五岁死。

五行气毕，阴阳数同；荣卫出入，经脉通流；昼夜百刻，五德相生。

脉来五十投而不止者，五脏皆受气，即无病也。

脉来四十投而一止者，一脏无气，却后四岁，春草生而死。

脉来三十投而一止者，二脏无气，却后三岁，麦熟时而死。

脉来二十投而一止者，三脏无气，却后二岁，桑椹赤而死。

脉来十投而一止者，四脏无气，岁中死。得节不动，出清明死。远不出谷雨，死矣。

脉来五动而一止者，五脏无气，却后五日而死。

脉一来而久住者，宿病在心，主中治。

脉二来而久住者，病在肝，枝中治。

脉三来而久住者，病在脾，下中治。

脉四来而久住者，病在肾，间中治。

脉五来而久住者，病在肺，枝中治。

五脉病，虚羸人得此者，死。所以然者，药不得而治，针不得而及，盛人可治，气全故也。

扁鹊诊诸反逆死脉要诀第十四

扁鹊曰：夫相死脉之气，如群鸟之聚，一马之驭，系水交驰之状，如悬石之落，出筋之上，藏筋之下，坚关之里，不在荣卫，伺候交射，不可知也。

脉病人不病，脉来如屋漏、雀啄者，死（屋漏者，其来既绝而止，时时复起，而不相连属也。雀啄者，脉来其数而疾，绝止，复顿来也）。又《经》言：得病七八日，脉如屋漏、雀啄者，死（脉弹人手，如黍米也）。

脉来如弹石，去如解索者，死（弹石者，辟辟急也。解索者，动数而随散乱，无复次绪也）。

脉困，病人脉如虾之游，如鱼之翔者死（虾游者，苒苒而起，寻复退没，不知所在，久乃复起，起辄迟而没去速者，是也。鱼翔者，似鱼不行，而但掉尾、动头、身摇，而久住者是也）。

脉如悬薄卷索者，死。

脉如转豆者，死。

脉如偃刀者，死。

脉涌涌不去者，死。

脉忽去忽来，暂止复来者，死。

脉中侈者，死。

脉分绝者，死（上下分散也）。

脉有表无里者死，《经》名曰结，去即死。何谓结？脉在指下如麻子动摇，属肾，名曰结，去死近也。

脉五来不复增减者死，《经》名曰代。何谓代？脉五来一止也，脉七来是人一息，半时不复增减，亦名曰代，正死不疑。

《经》言：病或有死，或有不治自愈，或有连年月而不已。其死生存亡，可切脉而知之耶？然，可具知也。

设病者，若闭目不欲见人者，脉当得肝脉，弦急而长，而反得肺脉，浮短而涩者，死。

病若开目而渴，心下牢者，脉当得紧实而数，反得沉滑而微者，死。

病若吐血，复鼽衄者，脉当得沉细，而反得浮大牢者，死。

病若谵言妄语，身当有热，脉当洪大，而反得手足四逆，脉反沉细微者，死。

病若大腹而泄，脉当微细而涩，反得紧大而滑者，死。此之谓也。

《经》言：形脉与病相反者死，奈何？然。

病若头痛，目痛，脉反短涩者，死。

病若腹痛，脉反浮大而长者，死。

病若腹满而喘，脉反滑利而沉者，死。

病若四肢厥逆，脉反浮大而短者，死。

病若耳聋，脉反浮大而涩者死（《千金翼》云：脉大者生，沉运细者，难治）。

病若目眽眽，脉反大而缓者，死。

左有病而右痛，右有病而左痛，下有病而上痛，上有病而下痛，此为逆，逆者死，不可治。

脉来沉之绝濡，浮之不止，推手者，半月死（一作半日）。

脉来微细而绝者，人病当死。

人病，脉不病者，生；脉病，人不病者，死。

人病尸厥，呼之不应，脉绝者，死。

脉当大，反小者，死。

肥人脉细小，如丝欲绝者，死。

羸人得躁脉者，死。

人身涩，而脉来往滑者，死。

人身滑，而脉来往涩者，死。

人身小，而脉来往大者，死。

人身大，而脉来往小者，死。

人身短，而脉来往长者，死。

人身长，而脉来往短者，死。

尺脉上应寸口大迟者，半日死（《脉经》云：尺脉不应寸，时如驰，半日死）。

诊五脏六腑十二经脉，皆有相反，有一反逆，即为死候也。

诊百病死生要诀第十五

凡诊脉，当视其人大小长短，及性气缓急，脉之迟速，大小长短，皆如其人形性者，吉。反之者凶。

诊伤寒热盛，脉浮大者，生；沉小者，死。伤寒已得汗，脉沉小者，生；浮大者，死。

温病，三四日以下不得汗，脉大疾者，生；脉细小难得者，死，不治。

温病时行大热，其脉细小者死（《脉经》：时行，作穰穰）。

温病下利，腹中痛甚者，死，不治。

温病汗不出，出不至足者，死。厥逆汗出，脉坚强急者，生；虚缓者，死。

热病二三日，身体热，腹满，头痛，食饮如故，脉直而疾者，八日死。四五日，头痛，腹痛而吐，脉来细强，十二日死。八九日，头不疼，身不痛，目不赤，色不变，而反利，脉来喋喋，按之不弹手，时大，心下坚，十七日死。

热病七八日，脉不软（一作喘）不散（一作数者），当喑，喑后三日，若汗不出者死。

热病七八日，其脉微细，小便不利，加暴口燥，脉代，舌焦枯黑者，死。

热病未得汗，脉盛躁疾，得汗者生，不得汗者，难瘥。

热病已得汗，脉静安者生，脉躁者，难治。

热病脉躁盛而不得汗者，此阳之极也，十死不治。

热病已得汗，脉常躁盛，阴气之极也，亦死（《太素》作阳极）。

热病已得汗，常大热不去者，亦死（大，一作专）。

热病已得汗，热未去，脉微躁者，慎不得刺治也。

热病发热甚者，其脉阴阳皆竭，慎勿刺。不汗出，必下利。

诊人被风，不仁痿蹶，其脉虚者，生（《巢源》云：虚数者生）。坚急疾者，死。

诊癫病，虚则可治，实则死。

癫疾，脉实坚者，生；脉沉细小者，死。

癫疾，脉搏大滑者，久久自已。其脉沉小、急实，不可治；小坚急，亦不可疗。

诊头痛目痛，久视无所见者，死（久视，一作卒视）。

诊人心腹积聚，其脉坚强急者，生；虚弱者，死。又：实强者，生；沉者，死。其脉大，腹大胀，四肢逆冷，其人脉形长者，死。腹胀满，便血，脉大时绝，极下血，脉小疾者，死。

心腹痛，痛不得息，脉细小迟者，生；坚大疾者，死。

肠澼，便血，身热则死，寒则生。

肠澼，下白沫，脉沉则生，浮则死。

肠澼，下脓血，脉悬绝则死，滑大则生。

肠澼之属，身热，脉不悬绝，滑大者生，悬涩者死。以藏期之。

肠澼，下脓血，脉沉小流连者，生；数疾且大有热者，死。

肠澼，筋挛，其脉小细安静者，生；浮大紧者，死。

洞泄，食不化，下脓血，脉微小者，生；紧急者，死。

泄注，脉缓时小结者，生；浮大数者，死。

蜃蚀阴疮，其脉虚小者，生；紧急者，死。

咳嗽，脉沉紧者，死；浮直者，生；浮软者，生；小沉伏匿者，死。

咳嗽，羸瘦，脉形坚大者，死。

咳脱形，发热，脉小坚急者，死。

肌瘦下脱形，热不去者，死。

咳而呕，腹胀且泄，其脉弦急欲绝者，死。

吐血、衄血，脉滑小弱者，生；实大者，死。

汗出若衄，其脉小滑者，生；大躁者，死。

唾血，脉紧强者，死；滑者，生。

吐血而咳，上气，其脉数，有热，不得卧者，死。

伤寒家，咳而上气，其脉数散者，死。谓其人形损故也。

上气，脉数者，死。谓其形损故也。

上气，喘息低昂，其脉滑，手足温者，生；脉涩，四肢寒者，死。

上气，面浮肿，肩息，其脉大，不可治。加利必死（一作又甚）。

上气，注液，其脉虚宁，宁伏匿者，生；坚强者，死。

寒气上攻，脉实而顺滑者，生；实而逆涩，则死（《太素》云：寒气暴上，脉满实，何如？曰：实而滑则生，实而逆则死。其形尽满，何如？曰：举形尽满者，脉急大坚，尺满而不应，如是者，顺则生，逆则死。何谓顺则生，逆则死？曰：所谓顺者，手足温也；所谓逆者，手足寒也）。

消渴，其脉数大者，生；细小浮短者，死。

痟瘅，脉实大，病久，可治。脉悬小坚急，病久，不可治。

消渴，脉沉小者，生；实坚大者，死。

水病，脉洪大者，可治；微细者，不可治。

水病，胀闭，其脉浮大软者，生；沉细虚小者，死。

水病，腹大如鼓，脉实者，生；虚者，死。

卒中恶，吐血数升，脉沉数细者，死；浮大疾快者，生。

卒中恶，腹大，四肢满，脉大而缓者，生；紧而浮者，死。紧细而微者，亦生。

病疮，腰脊强急，瘛疭者，皆不可治。

寒热，瘛疭，其脉代绝者，死。

金疮，血出太多，其脉虚细者，生；数实大者，死。

金疮出血，脉沉小者，生；浮大者，死。

斫疮出血一二石，脉来大者，二十日死。

斫刺俱有病，多少血出，不自止断者，脉止脉来大者，七日死。

从高顿仆，内有血，腹胀满，其脉坚强者，生；小弱者，死。

人为百药所中伤，脉微细者，死；洪大而速者，生（《脉经》：速，作迟）。

人病甚，而脉不讽者，难瘥。

人病甚，而脉洪，易瘥。

人阴阳俱结者，见其上齿如熟小豆，其脉躁者，死（结，一作竭）。

人内外俱虚，身体冷而汗出，微呕而烦扰，手足厥逆，体不得安静者，死。

脉实满，手足寒，头热，春秋生，冬夏死。

老人脉微，阳赢阴强者，生；脉焱，大加息者，死。

阴弱阳强，脉至而代，奇月而死。

尺脉涩而坚，为血实气虚也。其发病，腹痛逆满，气上行，此为妇人胞中绝伤，有恶血，久成结瘕。得病以冬时，黍稷赤而死。

尺脉细而微者，血气俱不足，细而来有力者，是谷气不足，病得节辄动，枣叶生而死。此病秋时得之。

左手寸口脉偏，动，乍大乍小，不齐。从寸口至关，关至尺，三部之位，处处动摇，各异不同。其人病仲夏，得之此脉，桃花落而死（花，一作叶）。

右手寸口脉偏，沉伏，乍小乍大，朝来浮大，暮夜沉伏。浮大即太过，上出鱼际，沉伏即下不至关中，往来无常，时时复来者，榆叶枯落而死（叶，一作荚）。

右手尺部脉三十动一止，有顷更还；二十动一止，乍动乍疏，不与息数相应，其人虽食谷犹不愈，蘩草生而死。

左手尺部脉四十动而一止，止而复来，来逆如循直木，如循张弓弦，绲绲然，如两人共引一索，至立春而死（《脉经》作至立冬死）。

诊三部脉虚实决死生第十六

凡三部脉，大都欲等，只如小人、细人、妇人脉小软。小儿四五岁者，脉呼吸八至，细数，吉（《千金翼》云：人大而脉细，人细而脉大，人乐而脉实，人苦而脉虚，性急而脉缓，性缓而脉躁，人壮而脉细，人羸而脉大，此皆为逆，逆则难治。反此为顺，顺则易治。凡妇人脉，常欲濡弱于丈夫，小儿四五岁者，脉自快疾，呼吸八至也）。

三部脉或至，或不至，冷气在胃中，故令脉不通。三部脉虚，其人长病得之死；虚而涩，长病亦死；虚而滑，亦死；虚而缓，亦死；虚而弦急，癫病亦死。

三部脉实而长（一本作大），长病得之死。实而滑，长病得之，生。卒病得之，死。实而缓，亦生。实而紧，亦生。实而紧急，癫病可治。

三部脉强，非称其人，病便死。

三部脉羸，非其人，得之，死。

三部脉粗，长病得之，死；卒病得之，生。

三部脉细而软，长病得之，生；细而数，亦生；微而紧，亦生。

三部脉微而伏，长病得之，死。

三部脉软，长病得之，不治自愈，治之死；卒病得之，生。

三部脉浮而结，长病得之死。浮而滑，长病亦死。

三部脉浮而数，长病风得之，生；卒病得之，死。

三部脉芤，长病得之，生。

三部脉弦而数，长病得之，生；卒病得之，死。

三部脉革，长病得之，死；卒病得之，生。

三部脉坚而数，如银钗股，蛊毒病必死。数而软，蛊毒病得之，生。

三部脉澉澉如羹上肥，长病得之，死；卒病得之，生。

三部脉连连如蜘蛛丝，长病得之，死；卒病得之，生。

三部脉如霹雳，长病得之，死。

三部脉如角弓，长病得之，死。

三部脉累累如贯珠，长病得之，死。

三部脉如水淹然流，长病不治，自愈；治之，反死。

三部脉如屋漏，长病十四日死（《脉经》云十日死）。

三部脉如雀啄，长病七日死。

三部脉如釜中汤沸，朝得暮死，夜半得日中死，日中得夜半死。

三部脉急切，腹间病，又婉转腹痛，针上下瘥。

卷二十九　针灸上

明堂三人图第一

仰人十四门　伏人十门　侧人六门

夫病源所起，本于脏腑，脏腑之脉，并出手足，循环腹背，无所不至，往来出没，难以测量。将欲指取其穴，非图莫可。预备之要，非灸不精。故《经》曰：汤药攻其内，针灸攻其外，则病无所逃矣。方知针灸之功，过半于汤药矣。然去圣久远，学徒蒙昧，孔穴出入，莫测经源，济弱扶危，临事多惑。余慨其不逮，聊因暇隙，鸠集今古名医明堂，以述《针灸经》一篇，用补私阙。庶依图知穴，按经识分，则孔穴亲疏，居然可见矣。旧《明堂》图年代久远，传写错误，不足指南。今一依甄权等新撰，为定云耳。若依《明堂》正经，人是七尺六寸四分之身，今半之为图，人身长三尺八寸二分，其孔穴相去亦皆半之，以五分为寸，其尺用夏家古尺，司马六尺为步，即江淮吴越所用八寸小尺是也。其十二经脉，五色作之，奇经八脉以绿色为之。三人孔穴共六百五十穴，图之于后，亦睹之便令了耳。仰人二百八十二穴，背人一百九十四穴，侧人一百七十四穴。穴名共三百四十九，单穴四十八名，双穴三百一名。

仰人明堂图　略。

仰人头面三十六穴远近法第一

头部中行：

上星，在颅上，直鼻中央，入发际一寸，陷容豆。

囟会，在上星后一寸，陷者中。

前顶，在囟会后一寸半，骨陷中。

百会，在前顶后一寸半，顶中心。

头第二行：

五处，在头上，去上星旁一寸半。

承光，在五处后一寸，不灸（一本言：一寸半）。

通天，在承光后一寸半。

头第三行：

临泣，在目上眦，直上入发际五分陷者中。

目窗，在临泣后一寸。

正营，在目窗后一寸。

正面部中行：

神庭，在发际直鼻，不刺。

素髎，在鼻柱端。

水沟，在鼻柱下人中。

兑端，在唇上端。

龈交，在唇内齿上龈缝。

承浆，在颐前下唇之下。

廉泉，在颔下结喉上舌本。

面部第二行：

曲差，挟神庭旁一寸半，在发际。

攒竹，在眉头陷中。

精明，在目内眦外。

巨髎，挟鼻旁八分，直瞳子。

迎香，在禾髎上一寸，鼻孔旁。

禾髎，直鼻孔下，挟水沟旁五分。

面部第三行：

阳白，在眉上一寸，直瞳子。

承泣，在目下七分，直瞳子，不灸。

四白，在目下一寸。

地仓，挟口旁四分。

大迎，在曲颔前一寸二分，骨陷中动脉。

面部第四行：

本神，挟曲差旁一寸半，在发际（一云：直耳上，入发际四分）。

丝竹空，在眉后陷中，不灸。

瞳子髎，在目外，去眦五分（一名太阳，一名前关）。

面部第五行：

头维，在额角发际，本神旁一寸半，不灸。

颧髎，在面骺骨下，下廉陷中。

上关，在耳前上，廉起骨开口取之（一名客主人）。

下关，在客主人下，耳前动脉下空。下廉，合口有空，张口则闭。

颊车，在耳下曲颊端陷者中。

胸部中央直下七穴远近法第二

天突，在颈结喉下五寸宛宛中。

璇玑，在天突下一寸陷中，仰头取之。

华盖，在璇玑下一寸陷中，仰而取之。

紫宫，在华盖下一寸六分陷中，仰而取之。

玉堂，在紫宫下一寸六分陷中。

膻中，在玉堂下一寸六分，横直两乳间。

中庭，在膻中下一寸六分陷中。

胸部第二行六穴远近法第三

俞府，在巨骨下，去璇玑旁，各二寸陷者中，仰而取之。

彧中，在俞府下一寸六分陷中，仰卧取之。

神藏，在彧中下一寸六分陷中，仰而取之。

灵墟，在神藏下一寸六分陷中，仰卧取之（墟，或作墙）。

神封，在灵墟下一寸六分。

步廊，在神封下一寸六分陷中，仰而取之。

胸部第三行六穴远近法第四

气户，在巨骨下，挟俞府两旁，各二寸陷中，仰而取之。

库房，在气户下一寸六分陷中，仰而取之。

屋翳，在库房下一寸六分陷中，仰而取之。

膺窗，在屋翳下一寸六分。

乳中，禁不灸刺。

乳根，在乳下一寸六分陷中，仰而取之。

胸部第四行六穴远近法第五

云门，在巨骨下，挟气户两旁，各二寸陷中，动脉应手，举臂取之。

中府，在云门下一寸（一云一寸六分）乳上三肋间动脉，应手陷中。

周荣，在中府下一寸六分陷中，仰而取之。

胸乡，在周荣下一寸六分陷中，仰而取之。

天溪，在胸乡下一寸六分陷中，仰而取之。

食窦，在天溪下一寸六分，举臂取之。

腹中第一行十四穴远近法第六

鸠尾，在臆前蔽骨下五分，不可灸刺。

巨阙，在鸠尾下一寸。

上脘，在巨阙下一寸，去蔽骨三寸。

中脘，在上脘下一寸。

建里，在中脘下一寸。

下脘，在建里下一寸。

水分，在下脘下一寸，脐上一寸。

脐中，禁不刺。

阴交，在脐下一寸。

气海，在脐下一寸半。

石门，在脐下二寸，女子不灸。

关元，在脐下三寸。

中极，在脐下四寸。

曲骨，在横骨之上，中极下一寸，毛际陷中。

腹第二行十一穴远近法第七

幽门，在巨阙旁半寸陷中（又心脏卷云：挟巨阙两边，相去各一寸）。

通谷，在幽门下一寸。

阴都，在通谷下一寸。

石关，在阴都下一寸（一名右关）。

商曲，在石关下一寸（一名高曲）。

肓俞，在商曲下一寸，直脐旁，各五分。

中注，在肓俞下五分。

四满，在中注下一寸（肺脏卷云：挟丹田）。

气穴，在四满下一寸（《妇人方》上卷云：在关元左边二寸是，右二寸名子户）。

大赫，在气穴下一寸（肾脏卷云：在屈骨端三寸）。

横骨，在大赫下一寸（肾脏卷云：名屈骨，在阴上横骨中央，宛曲和却月中央是）。

腹第三行十二穴远近法第八

不容，在幽门旁，各一寸五分，去任脉二寸，直四肋端，相去四寸。

承满，在不容下一寸。

梁门，在承满下一寸。

关门，在梁门下一寸，太乙上。

太乙，在关门下一寸。

滑肉门，在太乙下一寸。

天枢，一名长溪，去肓俞一寸半，直脐旁二寸（脾脏卷云：名长谷，挟脐相去一寸。一名循际）。

外陵，在天枢下半寸，大巨上。

大巨，在脐下一寸，两旁，各二寸，长溪下二寸。

水道，在大巨下三寸。

归来，在水道下二寸（《外台》作三寸）。

气冲，在归来下一寸，鼠鼷上一寸（《素问·刺热论》注云：在腹脐下横骨两端，鼠鼷上一寸，动脉应手）。

腹第四行七穴远近法第九

期门，在第二肋端，不容旁各一寸半，上直两乳。

日月，在期门下五分。

腹哀，在日月下一寸半。

大横，在腹哀下二寸，直脐旁（《甲乙》云三寸）。

腹结，在大横下一寸三分。

府舍，在腹结下三寸。

冲门，上去大横五寸，在府舍下，横骨两端约中。

手太阴肺经十穴远近法第十

少商，在手大指端内侧，去爪甲角如韭叶。

鱼际，在手大指本节后内侧，散脉中。

太泉，在手掌后陷者中（此即太渊也，避唐祖名，当时改之，今存此名不改正，恐后人将为别是一穴也）。

经渠，在寸口陷者中，不可灸。

列缺，在腕上一寸半，手太阴络，别走阳明。

孔最，在腕上七寸，手太阴郄也。

尺泽，在肘中约上动脉。

侠白，在天府下，去肘五寸动脉。

天府，在腋下三寸，不灸。

臑会，在臂前廉，去肩头三寸（《甲乙》此穴在肩部，《外台》属大肠，《铜人经》属三焦）。

手厥阴心主经八穴远近法第十一

中冲，在手中指端，去爪甲如韭叶陷者中。

劳宫，在掌中央动脉。

大陵，在掌后两骨间。

内关，在掌后去腕二寸（《外台》作五寸），手心主络，别走太（一本作少）阳。

间使，在掌后三寸，两筋间。

郄门，在掌后，去腕五寸（《外台》云：去内关五寸，手厥阴郄也）。

曲泽，在肘内廉下，陷者中，屈肘得之。

天泉，在腋下二寸，举腋取之。

手少阴心经八穴远近法第十二

少冲，在手小指内廉之端，去爪甲如韭叶。

少府，在手小指大节后，陷者中，直劳宫（大节，又作本节）。

神门，在掌后兑骨端，陷者中。

阴郄，在掌后动脉中，去腕半寸，手少阴郄也。

通里，在腕后一寸，手少阴络，别走太阳。

灵道，在掌后一寸半。

少海，在肘内廉，节后陷中。

极泉，在腋下筋间动脉，入骨。

足太阴脾经十一穴远近法第十三

隐白，在足大趾端内侧，去爪甲如韭叶。

大都，在足大趾内，本节后陷中（肝脏卷云：在足大趾本节内侧，白肉际）。

太白，在足大趾内侧，核骨下陷中。

公孙，在足大趾本节后一寸，足太阴络，别走阳明。

商丘，在足内踝下，微前陷中。

三阴交，在内踝上八寸，骨下陷中。

漏谷，在内踝上六寸，骨下陷中，太阴络（《铜人经》云：亦名太阴络）。

地机，一名脾舍，在膝下五寸，足太阴郄也。

阴陵泉，在膝下内侧，辅骨下陷者中，伸足得之。

血海，在膝膑上内廉，白肉际二寸半（一作三寸）。

箕门，在鱼腹上筋间，动应手，阴市内。

足阳明胃经十五穴远近法第十四

厉兑，在足大趾次趾之端，去爪甲角如韭叶。

内庭，在足大趾次趾外间。

陷谷，在足大趾次趾外间，本节后，去内庭二寸。

冲阳，在足跗上五寸骨间，去陷谷一二寸（一云二寸）。

解溪，在冲阳后一寸半。

丰隆，在外踝上八寸，足阳明络，别走太阴。

下廉，一名下巨虚，在上廉下三寸。

条口，在下廉上一寸。

巨虚上廉，在三里下三寸。

三里，在膝下三寸，胻骨外。

犊鼻，在膝膑下，胻上，挟解大筋中。

阴市，一名阴鼎，在膝上三寸，伏兔下（第二十卷云：在膝上，当伏兔下行二寸，临膝，取之）。

伏兔，在膝上六寸，不灸。

髀关，在膝上伏兔后，交分中。

梁丘，在膝上二寸（或云三寸）两筋间，足阳明郄也。

伏人明堂图　略。

伏人头上第一行五穴远近法第一

后顶，在百会后一寸半。

强间，在后顶后一寸半。

脑户，在枕骨上，强间后一寸半，不灸。

风府，在项后，入发际一寸，大筋内宛宛中，不灸。

暗门，在项后发际宛宛中，不灸。

头上第二行三穴远近法第二

络却，在通天后一寸半。

玉枕，在络却后七分半，挟脑户旁一寸三分，起肉枕骨上，入发际三寸。

天柱，挟项后发际大筋外廉，陷者中。

头上第三行三穴远近法第三

承灵，在正营后一寸半。

风池，在颞颥后发际，陷中。

脑空，在承灵后一寸半，挟玉枕旁枕骨下陷中，一名颞颥。

伏人耳后六穴远近法第四

颅息，在耳后青脉间。

瘛脉，在耳本鸡足青脉，不灸。

完骨，在耳后，入发际四分。

窍阴，在完骨上，枕骨下。

浮白，在耳后，入发际一寸。

翳风，在耳后陷中，按之引耳中。

脊中第一行十一穴远近法第五

大椎，在第一椎上，陷中。

陶道，在大椎下节间。

身柱，在第三椎下节间。

神道，在第五椎下节间。

至阳，在第七椎下节间。

筋缩，在第九椎下节间。

脊中，在第十一椎下节间，不灸。

悬枢，在第十三椎下节间。

命门，在第十四椎下节间。

腰俞，在第二十一椎下节间。

长强，在脊骶端。

脊中第二行二十一穴远近法第六

大杼，在项后第一椎下两旁，各一寸半，陷中。

风门，一名热府，在第二椎下两旁，各一寸半。

肺俞，在第三椎下两旁，各一寸半（肺脏卷云：对乳引绳度之）。

心俞，在第五椎下两旁，各一寸半。

膈俞，在第七椎下两旁，各一寸半。

肝俞，在第九椎下两旁，各一寸半（第八卷云：第九椎节脊中）。

胆俞，在第十椎下两旁，各一寸半。

脾俞，在第十一椎下两旁，各一寸半（第八卷云：脾俞无定所，随四季月，应病即灸藏输，是脾穴）。

胃俞，在第十二椎下两旁，各一寸半。

三焦俞，在第十三椎下两旁，各一寸半。

肾俞，在第十四椎下两旁，各一寸半。

大肠俞，在第十六椎下两旁，各一寸半。

小肠俞，在第十八椎下两旁，各一寸半。

膀胱俞，在第十九椎下两旁，各一寸半。

中膂俞，在第二十椎下两旁，各一寸半。

白环俞，在第二十一椎下两旁，各一寸半。

上髎，在第一空腰髁下一寸，挟脊两旁。

次髎，在第二空挟脊，陷中。

中髎，在第三空挟脊，陷中。

下髎，在第四空挟脊，陷中。

会阳，在阴尾骨两旁。

脊中第三行十三穴远近法第七

附分，在第二椎下，附项内廉两旁，各三寸。

魄户，在第三椎下两旁，各三寸。

膏肓，在第四椎下两旁，各三寸。

神堂，在第五椎下两旁，各三寸。

譩譆，在肩膊内廉，挟第六椎下两旁，各三寸。

膈关，在第七椎下两旁，各三寸。

魂门，在第九椎下两旁，各三寸（《外台》云十椎下）。

阳纲，在第十椎下两旁，各三寸（《外台》云十一椎）。

意舍，在第十一椎下两旁，各三寸（《外台》云九椎下）。

胃仓，在第十二椎下两旁，各三寸。

肓门，在第十三椎下两旁，各三寸。

志室，在第十四椎下两旁，各三寸。

胞肓，在第十九椎下两旁，各三寸。

秩边，在第二十一椎下两旁，各三寸。

手少阳三焦经十七穴远近法第八

关冲，在手小指次指之端，去爪甲角如韭叶。

液门，在小指次指间陷者中。

中渚，在小指次指本节后间陷中。

阳池，在手表腕上陷者中。

外关，在腕后二寸陷中，手少阳络，别走心主。

支沟，在腕后三寸两骨间陷中。

会宗，在腕后三寸空中，手少阳郄也。

三阳络，在臂上大交脉，支沟上一寸，不刺。

四渎，在肘前五寸，外廉陷者中。

天井，在肘后，外大骨后一寸，两筋间陷者中，屈肘得之。

清冷泉，在肘上三寸，伸肘举臂取之（泉，亦是渊字）。

消泺，在肩下臂外，开腋斜肘分下行。

天宗，在秉风后，大骨下陷中（《外台》：属小肠经）。

臑俞，挟肩髎后，大骨下胛上廉，陷下。

肩外俞，在肩胛上廉，去脊三寸陷者中。

肩中俞，在肩胛内廉，去脊二寸陷者中。

曲垣，在肩中央，曲胛陷者中，按之应手痛。

手太阳小肠经九穴远近法第九

少泽，在手小指端外侧，去爪甲一分陷中。

前谷，在手小指外侧，本节前陷中。

后溪，在手小指外侧，本节后陷中。

腕骨，在手外侧腕前，起骨下陷中。

阳谷，在手外侧腕中，兑骨之下陷中。

养老，在手踝骨上一空，在后一寸陷者中，手太阳郄也。

支正，在腕后五寸，手太阳络，别走少阴。

小海，在肘内大骨外，去肘端五分。

肩贞，在肩曲胛下，两骨解间，肩髃后陷者中（《外台》：在三焦经）。

足太阳膀胱经十七穴远近法第十

至阴，在足小趾外侧，去爪甲角如韭叶。

通谷，在足小趾外侧，本节前陷中。

束骨，在足小趾外侧，本节后陷中。

京骨，在足外节大骨下，赤白肉际陷中。

申脉，阳跷所生，在外踝下陷中，容爪甲。

金门，在足外踝下，陷中，一名关梁。足太阳郄也。

仆参，一名安耶，在足跟骨下陷中。

昆仑，在足外踝外（一本作后），跟骨上陷中。

承山，一名鱼腹，一名伤山，一名肉柱。在兑腨肠下分肉间陷者中。

飞扬，一名厥阳，在外踝上七寸，足太阳络，别走少阳。

承筋，一名腨肠，一名直肠，在胫后，从脚跟上七寸，腨中央陷中。不刺。

合阳，在膝约中央下三寸。

委中，在腘中央约纹中动脉。

委阳，在足太阳之前，少阳之后，出于腘中外廉两筋间，扶承下六寸。

浮郄，在委阳上一寸，展足得之。

殷门，在肉郄下六寸。

扶承，一名肉郄，一名阴关，一名皮部，在尻臀下股阴下纹中（一云：尻臀下陷纹中）。

侧人明堂图　略。

侧人耳颈二十穴远近法第一

颔厌，在曲周颞颥上廉。

悬颅，在曲周颞颥中。

悬厘，在曲周颞颥下廉。

天衢（一本作冲），在耳上如前三寸。

率谷，在耳上入发际，一寸半。

曲鬓，在耳上发际曲隅陷中。

角孙，在耳廓中间，开口有空。

和髎，在耳前兑发下动脉。

耳门，在耳前起肉，当耳缺。

听会，在耳前陷中，张口得之。

听宫，在耳中珠子，大如赤小豆。

天容，在耳下曲颊后。

天牖，在颈筋缺盆上，天容后，天柱前，完骨下，发际上一寸。

缺盆，在肩上横骨陷中。

扶突，在气舍后一寸半。

天窗，在曲颊下，扶突后，动应手陷中。

天鼎，在颈缺盆，直扶突曲颊下一寸，人迎后。

人迎，在颈大脉应手，挟结喉旁，以候五脏气，不灸。

水突，在颈大筋前，直人迎下，气舍上（一本云：水突在曲颊下，一寸近后）。

气舍，在颈，直人迎，挟天突陷中。

侧胁十穴远近法第二

章门，一名长平，在大横纹外，直脐季肋端。

京门，在监骨腰中季肋，本挟脊。

带脉，在季肋下一寸八分。

五枢，在带脉下三寸（一云在水道下一寸半）。

维道，在章门下五寸三分。

居髎，在长平下八寸三分，监骨上。

泉腋，在腋下三寸宛宛中，举臂得之（中风卷云：腋门在腋下攒毛中，一名泉腋，即渊腋是也）。

大包，在泉腋下三寸。

辄筋，在腋下三寸，复前行一寸着胁。

天池，在乳后一寸，腋下着胁，直腋撅肋间。

侧人手阳明大肠经二十穴远近法第三

商阳，在手大指次指内侧，去爪甲角如韭叶。

二间，在手大指次指本节前，内侧陷者中。

三间，在手大指次指本节后，内侧陷者中。

合谷，在手大指次指歧骨间。

阳溪，在腕中上侧，两筋间陷中。

偏历，在腕后三寸，手阳明络，别走太阴。

温溜，在腕后，小士五寸，大士六寸（一作小上、大上）。手阳明郄也。

下廉，在辅骨下，去上廉一寸。

上廉，在三里下一寸。

三里，在曲池下二寸，按之肉起，兑肉之端。

曲池，在肘后转屈肘曲骨之中。

肘髎，在肘大骨外廉陷中。

五里，在肘上行向里，大脉中。不刺。

臂臑，在肘上七寸，䐃肉端。

肩髎，在肩端臑上，斜举臂取之。

秉风，挟天髎外，肩上髃后，举臂有空。

肩井，在肩上陷解中，缺盆上，大骨前。

天髎，在肩缺盆中上，毖骨之际陷者中。

肩髃，在肩端两骨间（脉极篇云：在肩外头近后，以手按之，有解宛宛中。《外台》名扁骨）。

巨骨，在肩端上行两叉骨间陷中。

足少阳胆经十五穴远近法第四

窍阴，在足小趾次趾之端，去爪甲如韭叶（前伏人门，耳后穴，一名窍阴）。

侠溪，在足小趾次趾歧间，本节前。

地五会，在足小趾次趾本节后。不灸。

临泣，在足小趾本节后，间陷者中，去侠溪一寸半。

丘墟，在足外踝如前陷者中，去临泣三寸。

跌阳，在外踝上三寸，太阳前，少阳后筋骨间。

悬钟，一名绝骨，在外踝上三寸动者中，足三阳络。

阳辅，在外踝上，辅骨前，绝骨端，如前三分许，去丘墟七寸。

光明，在足外踝上五寸，足少阳络，别走厥阴。

外丘，在外踝上七寸，足少阳郄也，少阳所生。

阳交，一名别阳，一名足髎，阳维郄。在外踝上七寸，斜属三阳分肉间（一本云踝上三寸）。

阳陵泉，在膝下一寸外廉陷中。

关阳，在阳陵泉上三寸，犊鼻外（一本云关陵）。

中渎，在髀骨外，膝上五寸分肉间。

环跳，在髀枢中。

足厥阴肝经十一穴远近法第五

大敦，在足大趾端，去爪甲如韭叶，及三毛中。

行间，在足大趾间动应手陷中。

太冲，在足大趾本节后二寸（或云一寸半陷中）。

中封，在足内踝前一寸，仰足取之，伸足乃得。

蠡沟，在足内踝上五寸，足厥阴络，别走少阳。

中郄，在内踝上七寸胻骨中，与少阴相值。一名中都。

膝关，在犊鼻下三寸陷者中，足厥阴郄也（《甲乙》《铜人经》云二寸，《甲乙》又以中郄为厥阴郄）。

曲泉，在膝辅骨下，大筋上，小筋下陷中，屈膝乃得。

阴包，在膝上四寸，股内廉，两筋间。

五里，在阴廉下二寸。

阴廉，在羊矢下，去气冲二寸动脉。

足少阴肾经十一穴远近法第六

涌泉，一名地冲，在足心陷中，屈足卷趾宛宛中（肝脏卷云：在脚心大趾下大筋）。

然骨，一名龙泉，在足内踝前，起大骨下陷者中（妇人方上卷云：在内踝前直下一寸）。

太溪，在足内踝后跟，骨上动脉陷者中。

大钟，在足跟后冲中，足少阴络，别走太阳。

水泉，在太溪下一寸，内踝下，足少阴郄也。

照海，阴跷脉所生，在足内踝下。

伏留（一本作复溜），一名昌阳，一名伏白，在足内踝上二寸陷中。

交信，在内踝上二寸，少阴前，太阴后廉筋骨间。

筑宾，在内踝上腨分中。

阴谷，在膝内辅骨之后，大筋之下，小筋之上，按之应手，屈膝而得之。

会阴，一名屏翳，在大便前，小便后，两阴间。

以上三人图，共三百四十九穴。

手三阴三阳穴流注法第二（上）

凡孔穴：所出为井，所流为荥，所注为输，所过为源，所行为经，所入为合。

灸刺大法：

春取荥，夏取输，季夏取经，秋取合，冬取井。

肺，出少商，为井，手太阴脉也；流于鱼际，为荥；注于太泉，为输；过于列缺，为源；行于经渠，为经；入于尺泽，为合。

心，出于中冲，为井，心包络脉也；流于劳宫，为荥；注于大陵，为输；过于内关，为源；行于间使，为经；入于曲泽，为合。

又心，出于少冲，为井，手少阴脉也；流于少府，为荥；注于神门，为输；过于通里，为源；行于灵道，为经；入于少海，为合。

大肠，出于商阳，为井，手阳明脉也；流于二间，为荥；注于三间，为输；过于合谷，为源；行于阳溪，为经；入于曲池，为合。

三焦，出于关冲，为井，手少阳脉也；流于液门，为荥；注于中渚，为输；过于阳池，为源；行于支沟，为经；入于天井，为合。

小肠，出于少泽，为井，手太阳脉也；流于前谷，为荥；注于后溪，为输；过于腕骨，为源；行于阳谷，为经；入于小海，为合。

足三阴三阳穴流注法第二（下）

胃，出于厉兑，为井，足阳明脉也；流于内庭，为荥；注于陷谷，为输；过于冲阳，为源；行于解溪，为经；入于三里，为合。

胆，出于窍阴，为井，足少阳脉也；流于侠溪，为荥；注于临泣，为输；过于丘墟，为源；行于阳输，为经；入于阳陵泉，为合。

膀胱，出于至阴，为井，太阳脉也；流于通谷，为荥；注于束骨，为输；过于京骨，为源；行于昆仑，为经；入于委中，为合。

脾，出于隐白，为井，足太阴脉也；流于大都，为荥；注于太白，为输；过于公孙，为源；行于商丘，为经；入于阴陵泉，为合。

肝，出于大敦，为井，足厥阴脉也；流于行间，为荥；注于太冲，为输；过于中封，为源；行于中郄，为经；入于曲泉，为合。

肾，出于涌泉，为井，足少阴脉也；流于然谷，为荥；注于太溪，为输；过于水泉，为源；行于复溜，为经；入于阴谷，为合。

针灸禁忌法第三

针禁忌法：

大寒无刺（《素问》云：天寒无刺，天温无疑）。月生无泻，月满无补，月郭空无治。

新纳无刺，已刺无纳。大怒无刺，已刺无怒。大劳无刺，已刺无劳。大醉无刺，已刺无醉。大饱无刺，已刺无饱。大饥无刺，已刺无饥。大渴无刺，已刺无渴。

乘车来者，卧以休息，如食顷，乃刺之。

步行来者，坐以休息，如行十里顷，乃刺之。

大惊大恐，必定其气，乃刺之。

刺中心，一日死，其动为噫。

刺中肺，三日死，其动为咳。

刺中肝，五日死，其动为语。

刺中脾，十五日死，其动为吞。

刺中肾，三日死，其动为嚏（刺中五脏死，曰变动，出《素问·刺禁篇》。又《诊要·经终篇》云：中心者环死，中脾者五日死，中肾者七日死，中肺者五日死。又《四时刺·逆从篇》云：中心一日死，其动为噫；中肝五日死，其动为语；中肺三日死，其动为咳；中肾六日死，其动为嚏欠；中脾十日死，其动为吞。王冰注云：此三论皆岐伯之言，有不同者，传之误也）。

刺中胆，一日半死，其动吐呕。

刺中膈，为伤中，不过一岁，必死。

刺跗上中大脉，血出不止，死。

刺阴股中大脉，血出不止，死。

938

刺面中流脉，不幸为盲。

刺客主人，内陷中脉，为内漏，为聋。

刺头中脑户，入脑，立死。

刺膝膑出液为跛。

刺舌下中脉太过，血出不止，为喑。

刺臂太阴脉，出血多，立死。

刺足下布络中脉，血不出为肿。

刺足少阴脉，重虚出血，为舌难言。

刺郄中大脉，令人仆，脱色。

刺膺中陷中肺，为喘逆仰息。

刺气冲中脉，血不出，为肿鼠鼷。

刺肘中内陷，气归之，为不屈伸。

刺脊间中髓为伛。

刺阴股下三寸内陷，令人遗溺。

刺乳上中乳房，为肿根蚀。

刺腋下胁间内陷，令人咳。

刺缺盆中内陷，气泄，令人喘咳。

刺小腹中膀胱，溺出，令人小腹满。

刺手鱼腹内陷为肿。

刺腨肠内陷为肿。

刺目眶上陷骨中脉，为漏，为盲。

刺关节中液出，不得屈伸。

神庭，禁不可刺。

上关，刺不可深。

缺盆，刺不可深。

颅息，刺不可多，出血。

脐中，禁不可刺。

左角，刺不可久留。

云门，刺不可深（《经》云：云门，刺不可深，今则都忌不刺，学者宜详悉之）。

五里，禁不可刺。

伏兔，禁不可刺（按《甲乙》足阳明经：伏兔刺入五分,则不当禁）。

三阳络，禁不可刺。

复溜刺无多，见血。

承筋，禁不可刺。

然谷，刺无多，见血。

乳中，禁不可刺。

鸠尾，禁不可刺。

灸禁忌法：

头维，禁不可灸。

承光，禁不可灸。

脑户，禁不可灸。

风府，禁不可灸。

喑门，禁不可灸。

阴市，禁不可灸。

下关，耳中有干适低无灸。

耳门，耳中有脓及适低无灸。

人迎，禁不可灸。

阳关，禁不可灸。

丝竹空，灸之不幸，使人目小及盲。

承泣，禁不可灸。

脊中，禁不可灸。

乳中，禁不可灸。

瘈脉，禁不可灸。

石门，女子禁不可灸。

白环俞，禁不可灸。

气冲，灸之不幸，不得息。

渊腋，灸之不幸，生脓蚀。

天府，禁不可灸。

经渠，禁不可灸。

伏兔，禁不可灸。

地五会，禁不可灸。

鸠尾，禁不可灸。

五脏六腑变化旁通诀第四

凡五脏六腑，变化无穷，散则（一本作在）诸经，其事隐没，难得具知。今纂集相附，以为旁通，令学者少留意推寻，造次可见矣。

五脏：肾（水一）、心（火二）、肝（木三）、肺（金四）、脾（土五）。

六腑：膀胱、小肠、胆、大肠、胃、三焦。

五脏经：足少阴、手少阴、足厥阴、手太阴、足太阴。

六腑经：足太阳、手太阳、足少阳、手阳明、足阳明、手少阳。

五脏脉：沉濡、洪盛、弦长、浮短、缓大。

五脏斤两：一斤二两（又云一斤一两）、十二两（三毛七孔）、四斤四两（左三叶、右四叶）、三斤三两（六叶两耳）、二斤三两。

六腑斤两：九两二铢、二斤十四两、三两三铢、二斤十二两、二斤十四两。

六腑丈尺：纵广七寸（又云九寸）、长二丈四尺、广二寸四分、三寸三分、一丈二尺广六寸、大一尺五寸。

六腑所受：九升二合（又云九升九合）、二斗四升、一合（《难经》作三合）、一斗二升、三斗五升。

五脏官：后宫列女、帝王、上将军（又为郎官）、大尚书（又为上将军）、谏议大夫。

六腑官：水曹掾、监仓吏、将军、决曹吏、监仓掾、内啬吏。

五脏俞：十四椎、五椎、九椎、三椎、十一椎。

六腑俞：十九椎、十八椎、十椎、十六椎、十二椎、十三椎。

五脏募：京门、巨阙、期门、中府、章门。

六腑募：中极、关元、日月、天枢、中脘、石门。

五脏脉出：涌泉、中冲、大敦、少商、隐白（此心包络经，心经出少冲）。

流（《甲乙》作留）：然谷、劳宫（心经流少府）、行间、鱼际、大都。

注：太溪、大陵（心经注神门）、太冲、太泉、太白。

过：水泉、内关（心经过通里）、中封、列缺、公孙。

行：复溜、间使（心经行灵道）、中都、经渠、商丘。

入：阴谷、曲泽（心经入少海）、曲泉、尺泽、阴陵泉。

六腑脉出：至阴、少泽、窍阴、商阳、厉兑、关冲（此三焦经出入）。

流：通谷、前谷、侠溪、二间、内庭、液门。

注：束骨、后溪、临泣、三间、合谷、中渚。

过：京骨、腕骨、丘墟、合谷、冲阳、阳池。

行：昆仑、阳谷、阳辅、阳溪、解溪、支沟。

入：委中、小海、阳陵泉、曲池、三里、天井。

五窍：耳（二阴）、舌（口）、目、鼻、唇。

五养：骨（精）、血（脉）、筋、皮毛（气）、肉。

五液：唾、汗、泪、涕、涎。

五声：呻（噫）、言、呼、哭、歌。

六气：呵、吹、呼、呵、嘘、嘻。

五神：志（精）、神（性，又作脉神）、血（魂）、气（魄）、意智（又作营意）。

五有余病：胀满、笑不止、怒、喘喝仰息、泾溲不利。

五不足病：厥逆、忧（一作悲）、恐、息利少气、四肢不用。

六情：恶哀、怵虑（一作惠好）、好喜（一作直喜）、威怒、乐愚、贪狼、廉贞、阴贼、宽大、公正、奸邪。

八性：欲忌、友爱、慈（惠悲）、气（正）、公私（怨）。

五常：智（谋）、礼（哲）、仁（肃）、义、信（圣）。

五事：听（聪）、视（明）、貌（恭）、言（从）、思（睿）。

五咎：急、豫、狂、偕、蒙。

五音：吟咏、肆呼、讽、唱、歌。

五声：羽（四十八丝）、徵（五十四丝）、角（六十四丝）、商（七十二丝）、宫（八十一丝）。

五色：黑、赤、青、白、黄。

五味：咸、苦、酸、辛、甘。

五臭：腐、焦、膻臊、腥、香。

五宜（子来扶母）：酸、甘、苦、咸、辛。

五恶（味之恶）：甘、咸、辛、苦、酸。

五恶（气之恶）：燥、热、风、寒、湿。

五数：一（六）、二（七）、三（八）、四（九）、五（十）。

五行：水、火、木、金、土。

五时：冬、夏、春、秋、季夏。

五形（《外台》云：外应五行之形，内法五脏之象）：曲、兑、直、屈（一本作方）、圆。

五畜：豕（《外台》云豕鼠）、羊（《外台》云蛇、马）、鸡（《外台》云虎、兔）、犬（《外台》云猴、鸡）、牛（《外台》云龙、羊、犬、牛）。

五谷：大豆、麦、麻、稻、黄黍、稷。

五果：栗、杏、李、桃、枣。

五菜：藿、薤、韭、葱、葵。

论曰：假令人肾、心、肝、肺、脾为脏，则膀胱、小肠、胆、大肠、胃为腑。足少阴为肾经，足太阳为膀胱经。下至五脏、五果、五菜皆尔，触类长之，他皆仿此（《外台》续添二十三条，本非《千金》之旧，今更不附入）。

用针略例第五

夫用针刺者，先明其孔穴，补虚泻实，送坚付濡，以急随缓，荣卫常行，勿失其理。夫为针者，不离乎心，口如衔索，目欲内视，消息气血，不得妄行。针入一分，知天地之气；针入二分，知呼吸出入，上下水火之气；针入三分，知四时五行，五脏六腑逆顺之气。针皮毛腠理者，勿伤肌肉；针肌肉者，勿伤筋脉；针筋脉者，勿伤骨髓；针骨髓者，勿伤诸络。

东方甲乙木，主人肝、胆、筋膜、魂。

南方丙丁火，主人心、小肠、血脉、神。

西方庚辛金，主人肺、大肠、皮毛、魄。

北方壬癸水，主人肾、膀胱、骨髓、精志。

中央戊己土，主人脾、胃、肌肉、意智。

针伤筋膜者，令人愕视，失魂。

伤血脉者，令人烦乱，失神。

伤皮毛者，令人上气，失魄。

伤骨髓者，令人呻吟，失志。

伤肌肉者，令人四肢不收，失智。

此为五乱，因针所生。若更失度者，有死之忧也。所谓针能杀生人，不能起死人，谓愚人妄针必死，不能起生人也。

又须审候，与死人同状者，不可为医；与亡国同政者，不可为谋。虽圣智神人，不能活死人、存亡国也。故曰：危邦不入，乱邦不居。凡愚人贪利，不晓于治乱存亡，危身灭族，彼此俱丧，亡国破家，亦医之道也。

凡用针之法，以补泻为先。呼吸应江汉，补泻校升斗，经纬有法则，阴阳不相干。震为阳气始（火生于寅），兑为阴气终（戊为土墓），坎为太玄华（冬至之日夜半，一阳爻生），离为太阳精（为中女之象）。欲补从卯南（补不足，地户至巽为地虚），欲泻从西北（天门在乾）。针入因日明（向寅至午），针出随月光（从申向午，午为日月光之位）。如此思五行，气以调荣卫，用以将息之，是曰随身宝。

凡用锋针针者，除疾速也。先补五呼，刺入五分留十呼，刺入一寸留二十呼，随师而将息之。刺急者，深纳而久留之；刺缓者，浅纳而疾发针；刺大者，微出其血；刺滑者，疾发针浅纳，而久留之；刺涩者，必得其脉，随其逆顺，久留之，疾出之，压其穴，勿出其血。诸小弱者，勿用大针。然气不足，宜调以百药。余三针者，正中破痈坚、瘤结、息肉也，亦治人疾也。火针亦用锋针，油火烧之，务在猛热，不热，即于人有损也。隔日一报，三报之后，当脓水大出，为佳。

巨阙、太仓、上下脘，此之一行有六穴，忌火针也。大癥块，当停针转动，须臾为佳。

每针常须看脉，脉好，乃下针；脉恶，勿乱下针也。下针一宿发热、恶寒，此为中病，勿怪之。

灸例第六

凡孔穴在身，皆是脏腑荣卫、血脉流通，表里往来，各有所主，临时救难，必在审详。人有老少，体有长短，肤有肥瘦，皆须精思商量，准而折之，无得一概，致有差失。其尺寸之法，依古者，八寸为尺，仍取病者男左女右，手中指上第一节，为一寸。亦有长短不定者，即取手大拇指第一节，横度为一寸。以意消息，巧拙在人。其言一夫者，以四指为一夫。又以肌肉、纹理、节解、缝会、宛陷之中，及以手按之，病者快然。如此仔细安详用心者，乃能得之耳。

凡《经》云横三间寸者，则是三灸两间。一寸有三灸，灸有三分，三壮之处，即为一寸。黄帝曰：灸不三分，是谓徒冤。炷务大也，小弱炷，乃小作之，以意商量。

凡点灸法，皆须平直，四体无使倾侧，灸时孔穴不正，无益于事，徒破好肉耳。若坐点则坐灸之，卧点则卧灸之，立点则立灸之，反此亦不得其穴矣。

凡言壮数者，若丁壮遇病，病根深笃者，可倍多于方数。其人老小羸弱者，可复减半。依扁鹊灸法，有至五百壮、千壮，皆临时消息之。《明堂本经》多云针入六分，灸三壮，更无余论。曹氏灸法有百壮者，有五十壮者。《小品》诸方，亦皆有此。仍须准病轻重以行之，不可胶柱守株。

凡新生儿七日以上，周年以还，不过七壮，炷如雀屎大。

凡灸，先阳后阴，言从头向左而渐下，次后从头向右而渐下。先上后下，皆以日正午以后，乃可下火灸之，时谓阴气未至，灸无不着。午前平旦，谷气虚，令人癫眩，不可针灸也，慎之。其大法如此，卒急者，不可用此例。

灸之生熟法：腰以上为上部，腰以下为下部；外为阳部荣，内为阴部卫。故脏腑周流，名曰经络。是故丈夫四十以上气在腰，老妪四十以上气在乳。是以丈夫先衰于下，妇人先衰于上，灸之生熟，亦宜撙而节之，法当随病迁变。大法：外气务生，内气务熟，其余随宜耳。头者，身之元首，人神之所法，气口精明，三百六十五络，皆上归于头。头者，诸阳之会也，故头病必宜审之，灸其穴不得乱，灸过多伤神，或使阳精玄熟，令阴魄再卒，是以灸头正得满百。脊背者，是体之横梁，五脏之所击着，太阳之会合，阴阳动发，冷热成疾，灸太过熟，大害人也。臂脚手足者，人之枝干，其神击于五脏六腑，随血脉出，能远近采物，临深履薄，养于诸经。其地狭浅，故灸宜少，灸过多，即内神不得入，精神闭塞，痞滞不仁，即臂不举。故四肢之灸，不宜太熟也。然腹脏之内为性，贪于五味无厌，成疾风寒结痼，水谷不消，宜当熟之。然大杼、脊中、肾俞、膀胱、八髎，可至二百壮。心主手足太阴，可至六七十壮。三里、太溪、太冲、阴阳二陵泉、上下二廉，可至百壮。腹上、下脘、中脘、太仓、关元，可至百壮。若病重者，皆当三报之，乃愈病耳。若治诸沉结寒冷病，莫若灸之宜熟。若治诸阴阳风者，身热脉大者，以锋针刺之，间日一报之。若治诸邪风鬼疰，痛处少气，以毫针去之，随病轻重用之。表针内药，随时用之，消息将之，与天同心，百年永安，终无横病。此要略说之，非贤勿传，秘之。凡微数之脉，慎不可灸，伤血脉，焦筋骨。凡汗以后勿灸，此为大逆。脉浮热甚，勿灸。

　头、面、目、咽，灸之，最欲生少；手臂四肢，灸之，欲须小熟，亦不宜多；胸、背、腹，灸之，尤宜大熟；其腰脊，欲须少生。大体皆须以意商量，临时迁改，应机千变万化，难以一准耳。其温病，随所着而灸之，可百壮余，少至九十壮。大杼、胃脘可五十壮。手心主手足太阳，可五十壮。三里、曲池、太冲，可百壮，皆三报之，乃可愈耳。五（一本作风）劳沉重，九部尽病，及毒气为疾者，不过五十壮，亦宜三报之。若攻脏腑成心腹疼（一本作疹）者，亦宜百壮。若卒暴病（一本病上有"百"字），鬼魅所着者，灸头面四肢，宜多，腹背宜少。其多不过五十，其少不减三、五、七、九壮。凡阴阳濡风、口㖞僻者，不过三十壮，三日一报，报如前。微者三报，重者九报，此风气濡微细入，故宜缓火温气，推排渐抽以除耳。

若卒暴催迫，则流行细入，成痼疾，不可愈也。故宜缓火。凡诸虚疾，水谷沉结、流离者，当灸腹背，宜多，而不可过百壮。大凡人有卒暴得风，或中时气，凡百所苦，皆须急灸疗，慎勿忍之停滞也。若王相者，可得无他，不尔，渐久后，皆难愈，深宜知此一条。凡入吴蜀地游宦，体上常须三两处灸之，勿令疮暂瘥，则瘴疠、温疟、毒气不能着人也。故吴蜀多行灸法。有阿是之法，言人有病痛，即令捏其上，若裹当其处，不问孔穴，即得便快，成痛处即云阿是。灸刺皆验，故曰阿是穴也。

太医针灸宜忌第七

论曰：欲行针灸，先知行年宜忌，及人神所在，不与禁忌相应即可，今具如下。

木命人，行年在木，则不宜针及服青药。火命人，行年在火，则不宜汗及服赤药。土命人，行年在土，则不宜吐及服黄药。金命人，行年在金，则不宜灸及服白药。水命人，行年在水，则不宜下及服黑药。凡医者不知此法，下手即困；若遇年命厄会深者，下手即死。

推天医血忌等月忌及日忌旁通法：

月旁通：正、二、三、四、五、六、七、八、九、十、十一、十二。

天医：卯、寅、丑、子、亥、戌、酉、申、未、巳、午、辰（呼师治病吉）。

血忌：丑、未、寅、申、卯、酉、辰、戌、巳、亥、午、子（忌针灸）。

月厌：戌、酉、申、未、午、巳、辰、卯、寅、丑、子、亥（忌针灸）。

四激：戌、戌、戌、丑、丑、丑、辰、辰、辰、未、未、未（忌针灸）。

月杀：戌、巳、午、未、寅、卯、辰、亥、子、丑、申、酉（不可举百事，凶。《千金翼》《外台》云：丑、戌、未、辰、丑，戌、未、辰、丑、戌、未、辰）。

月刑：巳、子、辰、申、午、丑、寅、酉、未、亥、卯、戌（不疗病）。

六害：巳、辰、卯、寅、丑、子、亥、戌、酉、申、未、午（不疗病）。

上天医上呼师避病吉，若刑害上凶。

推行年医法：

年至：子、丑、寅、卯、辰、巳、午、未、申、酉、戌、亥。

天医：卯、戌、子、未、酉、亥、辰、寅、巳、午、丑、申。

求岁天医法：

常以传送加太岁，太乙下为天医。

求月天医法：

阳月以大吉，阴月以小吉加月建。功曹下为鬼道，传送下为天医。

推避病法：

以小吉加月建，登明下为天医，可于此避病。

推治病法：

以月将加时，天医加病人年，治之瘥。

唤师法：

未、卯、巳、亥、酉，鬼所在，唤师凶。

推行年人神法：

脐：一、十、十九、二十八、三十七、四十六、五十五、六十四、七十三、八十二。

心：二、十一、二十、二十九、三十八、四十七、五十六、

六十五、七十四、八十三。

肘：三、十二、二十一、三十、三十九、四十八、五十七、六十六、七十五、八十四。

咽：四、十三、二十二、三十一、四十、四十九、五十八、六十七、七十六、八十五。

口：五、十四、二十三、三十二、四十一、五十、五十九、六十八、七十七、八十六。

头：六、十五、二十四、三十三、四十二、五十一、六十、六十九、七十八、八十七。

脊：七、十六、二十五、三十四、四十三、五十二、六十一、七十、七十九、八十八。

膝：八、十七、二十六、三十五、四十四、五十三、六十二、七十一、八十、八十九。

足：九、十八、二十七、三十六、四十五、五十四、六十三、七十二、八十一、九十。

上九部行神，岁移一部，周而复始，不可针灸。

推十二部人神所在法：

心辰：一、十三、二十五、三十七、四十九、六十一、七十三、八十五。

喉卯：二、十四、二十六、三十八、五十、六十二、七十四、八十六。

头寅：三、十五、二十七、三十九、五十一、六十三、七十五、八十七。

眉（《千金翼》作肩）丑：四、十六、二十八、四十、五十二、六十四、七十六、八十八。

背子：五、十七、二十九、四十一、五十三、六十五、七十七、八十九。

腰亥：六、十八、三十、四十二、五十四、六十六、七十八、九十。

腹戌：七、十九、三十一、四十三、五十五、六十七、七十九、九十一。

项酉：八、二十、三十二、四十四、五十六、六十八、八十、九十二。

足申：九、二十一、三十三、四十五、五十七、六十九、八十一、九十三。

膝未：十、二十二、三十四、四十六、五十八、七十、八十二、九十四。

阴午：十一、二十三、三十五、四十七、五十九、七十一、八十三、九十五。

股巳：十二、二十四、三十六、四十八、六十、七十二、八十四、九十六。

上十二部人神所在，并不可针灸及损伤，慎之。

日辰忌：

一日足大趾、二日外踝、三日股内、四日腰、五日口舌咽及悬雍、六日足小趾（《外台》云手小指）、七日内踝、八日足腕、九日尻、十日背腰、十一日鼻柱（《千金翼》云及眉）、十二日发际、十三日牙齿、十四日胃脘、十五日遍身、十六日胸乳、十七日气冲（《千金翼》云及胁）、十八日腹内、十九日足跌、二十日膝下、二十一日手小指、二十二日伏兔、二十三日肝俞、二十四日手阳明及两胁、二十五日足阳明、二十六日手足、二十七日膝、二十八日阴、二十九日膝胫颡颥、三十日关元下至足心（《外台》云足跌上）。

十干十二支人神忌日：

甲日头、乙日项、丙日肩臂、丁日胸胁、戊日腹、己日背、庚日膝（一本作肺）、辛日脾（一本作脚）、壬日肾、癸日足。

又云：

甲乙日忌寅时头，丙丁日忌辰时耳，戊己日忌午时发，庚辛日忌申时（阙文），壬癸日忌酉时足。

子日目、丑日耳、寅日口（《外台》云胸面）、卯日鼻（《外台》云在脾）、辰日腰、巳日手（《外台》云头口）、午日心、未日足（《外台》云两足心）、申日头（《外台》云二肩）、酉日背（《外台》云胫）、戌日项（《外台》云咽喉）、亥日顶（《外台》云臂胫）。建日申时头（《外台》云足）、除日酉时膝（《外台》云眼）、满日戌时腹、平日亥时腰背、定日子时心、执日丑时手、破日寅时口、危日卯时鼻、成日辰时唇、收日巳时足（《外台》云头）、开日午时耳、闭日未时目。

上件时不得犯其处，杀人。

十二时忌：

子时踝、丑时头、寅时目、卯时面耳（《外台》云在项）、辰时项口（《外台》云在面）、巳时肩（《外台》云在乳）、午时胸胁、未时腹、申时心、酉时背脾（《外台》并《千金翼》云在膝）、戌时腰阴、亥时股。

又：

立春、春分，脾；立夏、夏至，肺；立秋、秋分，肝；立冬、冬至，心；四季十八日，肾。

以上并不得医治，凶。

凡五脏旺时，不得治，及忌针灸其经络，凶。

又：

正月丑、二月戌、三月未、四月辰、五月丑、六月戌、七月未、八月辰、九月丑、十月戌、十一月未、十二月辰。

又：

春左胁、秋右胁、夏在脐、冬在腰，皆凶。

又：

每月六日、十五日、十八日、二十二日、二十四日、小尽日疗病，令人长病。

戊午、甲午，此二日大忌刺出血，服药、针灸皆凶（《千金翼》云：不出月凶）。

甲辰、庚寅、乙卯、丙辰、辛巳，此五日针灸，凶。

壬辰、甲辰、己巳、丙午、丁未，此五日男忌针灸。

甲寅、乙卯、乙酉、乙巳、丁巳，此五日女人忌针灸。

甲子、壬子、甲午、丙辰、丁巳、辛卯、癸卯、乙亥，此八日忌针灸（《外台》云：甲子日天子会，壬子日百王会，甲午日太子会，丁巳日王公会，丙辰日诸侯会，辛卯日大夫会，癸卯日大人会，乙亥日以上都会）。

又：

男避除，女避破；男忌戌，女忌巳。

凡五辰、五酉、五未及八节先后各一日，皆凶。

论曰：此等法，散在诸部，不可寻究，故集作一处，造次易知，所以省披讨也。

卷三十　针灸下

孔穴主对法第八

论曰：凡云孔穴主对者，穴名在上，病状在下，或一病有数十穴，或数病共一穴，皆临时斟酌，作法用之。其有须针者，即针刺以补泻之，不宜针者，直尔灸之。然灸之大法，但其孔穴与针无忌，即下白针若温针，讫，乃灸之，此为良医。其脚气一病，最宜针之。若针而不灸，灸而不针，皆非良医也。针灸而药，药不针灸，亦非良医也。但恨下里间知针者鲜耳，所以学者深须解用针，燔针、白针，皆须妙解，知针、知药，固是良医。

头面第九

头病：

神庭、水沟，主寒热头痛，喘渴，目不可视（又云：神庭主风头眩，善呕，烦满）。

头维、大陵，主头痛如破，目痛如脱（《甲乙》云：喘逆烦满，呕吐流汗，难言）。

昆仑、解溪、曲泉、飞扬、前谷、少泽、通里，主头眩痛。

窍阴、强间，主头痛如锥刺，不可以动。

脑户、通天、脑空，主头重痛。

消泺，主寒热痹，头痛。

攒竹、承光、肾俞、丝竹空、和髎，主风头痛（又云：瘈脉主风，头耳后痛）。

上星，主风，头眩、颜清（又云：上星主风，头引颔痛）。

囟会，主风，头眩，头痛，颜清。

天牖、风门、昆仑、关元、关冲，主风眩头痛。

合谷、五处，主风头热。

前顶、后顶、颔厌，主风眩，偏头痛。

玉枕，主头半寒痛（《甲乙》云：头眩目痛，头半寒）。

天柱、陶道、大杼（一作本神）、孔最、后溪，主头痛。

目窗、中渚、完骨、命门、丰隆、太白、外丘、通谷、京骨、临泣、小海、承筋、阳陵泉，主头痛，寒热汗出，不恶寒。

项病：

少泽、前谷、后溪、阳谷、完骨、昆仑、小海、攒竹，主项强急，痛不可以顾。

消泺、本神、通天、强间、风府、喑门、天柱、风池、龈交、天冲、陶道、外丘、通谷、玉枕，主项如拔，不可左右顾。

天容、前谷、角孙、腕骨、支正，主颈肿项痛不可顾（又云：天容主颈项痈，不能言。角孙主颈颔柱满）。

飞扬、涌泉、颔厌、后顶，主颈项疼，历节汗出。

面病：

攒竹、龈交、玉枕，主面赤，颊中痛。

上星、囟会、前顶、脑户、风池，主面赤肿。

巨髎，主面恶风寒，颊肿痛。

天突、天窗，主面皮热（又云：天窗主颊肿痛）。

肾俞、内关，主面赤热。

行间，主面苍黑。

太冲，主面尘黑。

中渚，主颞颥痛，颔颅热痛，面赤。

悬厘，主面皮赤痛。

目病：

大敦，主目不欲视，太息。

大都，主目眩。

承泉（一本作浆）、前顶、天柱、脑空、目窗，主目眩瞑。

天柱、陶道、昆仑，主目眩，又目不明，目如脱。

肾俞、内关、心俞、复溜、太泉、腕骨、中渚、攒竹、精明、百会、委中、昆仑、天柱、本神、大杼、颔厌、通谷、曲泉、后顶、胃俞、丝竹空，主目眈眈不明，恶风寒。

阳白，主目瞳子痛痒，远视眈眈，昏夜无所见。

液门、前谷、后溪、腕骨、神庭、百会、天柱、风池、天牖、心俞，主目泣出（又云：天牖，主目不明，耳不聪）。

至阴，主目翳。

后溪，主眦烂有翳。

丘墟，主视不精了，目翳，瞳子不见。

前谷、京骨，主目中白翳（又云：京骨，主目反白，白翳从内眦始）。

精明、龈交、承泣、四白、风池、巨髎、瞳子髎、上星、肝俞，主目泪出，多眵矆，内眦赤痛痒，生白肤翳。

照海，主目痛，视如见星。

肝俞，主热病瘥后，食五辛多患眼暗如雀目。

阳白、上星、本神、大都、曲泉、侠溪、三间、前谷、攒竹、玉枕，主目系急，目上插。

丝竹空、前顶，主目上插，增风寒。

承泣，主目瞤动，与项口相引（《甲乙》云：目不明，泛出，目眩瞢，瞳子痒，远视䀮䀮，昏夜无见，目瞤动，与项口参相引，㖞僻，口不能言）。

三间、前谷，主目急痛。

申脉，主目反上视，若赤痛从内眦始。

阳溪、阳谷，主目痛赤。

曲泉，主目赤肿痛。

阳谷、太冲、昆仑，主目急痛赤肿（又云：太冲，主下眦痛）。

束骨，主眦烂赤。

液门，主目涩暴变。

颧髎、内关，主目赤黄。

二间，主眦伤。

商阳、巨髎、上关、承光、瞳子髎、络却，主青盲无所见。

期门，主目青而呕。

风池、脑户、玉枕、风府、上星，主目痛不能视，先取譩譆，后取天牖、风池。

太泉，主目中白睛青。

侠溪，主外眦赤痛逆寒，泣出目痒。

鼻病：

神庭、攒竹、迎香、风门、合谷、至阴、通谷，主鼻鼽，清涕出。

曲差、上星、迎香、素髎、水髎、龈交、通天、禾髎、风府，主鼻窒，喘息不利，鼻㖞僻多涕，鼽衄有疮。

水沟、天牖，主鼻不收涕，不知香臭（《甲乙》云：鼻鼽不能息，及衄不止）。

龈交，主鼻中息肉不利，鼻头额颊中痛，鼻中有蚀疮。

承灵、风池、风门、噫嘻、后溪，主鼻窒喘息不通。

脑空、窍阴，主鼻管疽，发为疠鼻。

风门、五处，主时时嚏不已。

肝俞，主鼻中酸。

中脘、三间、偏历、厉兑、承筋、京骨、昆仑、承山、飞扬、隐白，主头热鼻鼽衄（又云：中脘，主鼻间焦臭）。

天柱，主不知香臭。

复溜，主涎出，鼻孔中痛。

京骨、申脉，主鼻中衄血不止。

消泺、厉兑、京骨、前谷，主鼻不利，涕黄。

耳病：

上关、下关、四白、百会、颅息、翳风、耳门、颔厌、天窗、阳溪、关冲、液门、中渚，主耳痛鸣聋。

天容、听会、听宫、中渚，主聋，嘈嘈若蝉鸣。

天牖、四渎，主暴聋。

少商，主耳前痛。

曲池，主耳痛。

外关、会宗，主耳浑浑淳淳，聋无所闻。

前谷、后溪，主耳鸣，仍取偏历、大陵。

腕骨、阳谷、肩贞、窍阴、侠溪，主颔痛引耳，嘈嘈耳鸣，无所闻。

商阳，主耳中风聋鸣，刺入一分，留一呼，灸三壮，左取右，右取左，如食顷。

口病：

承泣、四白、巨髎、禾髎、上关、大迎、颧骨、强间、风池、迎香、水沟，主口㖞僻不能言。

颊车、颧髎，主口僻痛，恶风寒，不可以嚼。

外关、内庭、三里、太泉（《甲乙》云：口僻刺，太渊引而下之）、商丘，主僻噤。

水沟、龈交，主口不能禁水浆，㖞僻。

龈交、上关、大迎、翳风，主口噤不开引鼻中。

合谷、水沟，主唇吻不收，喑不能言，口噤不开。

商丘、曲鬓，主口噤不开。

地仓、大迎，主口缓不收，不能言。

下关、大迎、翳风，主口失欠，下牙齿痛。

胆俞、商阳、小肠俞，主口舌干，食饮不下。

劳宫、少泽、三间、太冲，主口热，口干，口中烂（又云：劳宫，主大人小儿口中肿，腥臭）。

曲泽、章门，主口干。

太溪、少泽，主咽中干，口中热，唾如胶。

兑端、目窗、正营、耳门，主唇吻强，上齿龋痛。

阳陵泉，主口苦，嗌中介介然。

光明、临泣，主喜啮颊。

京骨、阳谷，主自啮唇（一作颊）。

解溪，主口痛啮舌。

舌病：

廉泉、然谷（《甲乙》作通谷）、阴谷，主舌下肿难言，舌痰涎出。

风府，主舌缓，疮不能言，舌急语难。

扶突、大钟、窍阴，主舌本出血。

鱼际，主舌上黄，身热。

尺泽，主舌干胁痛。

关冲，主舌卷口干，心烦闷。

中冲，主舌本痛。

支沟、天窗、扶突、曲鬓、灵道，主暴喑不能言。

天突，主挟舌缝脉青。

复溜，主舌卷不能言。

齿病：

厉兑、三间、冲阳、偏历、小海、合谷、内庭、复溜，主龋齿。

浮白，主牙齿痛不能言。

大迎、颧髎、听会、曲池，主齿痛恶寒。

阳谷、正营，主上牙齿痛。

阳谷、液门、商阳、二间、四渎，主下牙齿痛。

角孙、颊鼻（一本作车），主牙齿不能嚼。

下关、大迎、翳风、完骨，主牙齿龋痛。

曲鬓、冲阳，主齿龋。

喉咽病：

风府、天窗、劳宫，主喉嗌痛。

扶突、天突、天溪，主喉鸣，暴忤，气哽。

少商、太冲、经渠，主喉中鸣。

鱼际，主喉中焦干。

水突，主喉咽肿。

液门、四渎，主呼吸短气，咽中如息肉状。

间使，主嗌中如扼（《甲乙》作行间）。

少冲，主酸咽。

少府、蠡沟，主嗌中有气如息肉状。

中渚、支沟、内庭，主嗌痛。

复溜、照海、太冲、中封，主嗌干。

前谷、照海、中封，主咽偏肿，不可以咽。

涌泉、大钟，主咽中痛，不可内食。

然谷、太溪，主哑内肿，气走咽喉而不能言。

风池，主喉咽偻引项挛不收。

喉痹：

完骨、天牖、前谷，主喉痹、颈项肿不可俯仰，颊肿引耳后。

中府、阳交，主喉痹，胸满塞，寒热。

天容、缺盆、大杼、膈俞、云门、尺泽、二间、厉兑、涌泉、然谷，主喉痹、哽咽、寒热。

天鼎、气舍、膈俞，主喉痹哽噎，咽肿不得消，食饮不下。

天突，主喉痹咽干急。

大陵、偏历，主喉痹嗌干。

璇玑、鸠尾，主喉痹咽肿，水浆不下。

三间、阳溪，主喉痹咽如哽。

神门、合谷、风池，主喉痹。

三里、温溜、曲池、中渚、丰隆，主喉痹不能言。

关冲、窍阴、少泽，主喉痹，舌卷口干。

凡喉痹，胁中暴逆，先取冲脉，后取三里、云门，各泻之。又刺手小指端，出血立已。

心腹第十

胸胁病：

通谷、章门、曲泉、膈俞、期门、食窦、陷谷、石门，主胸胁支满。

大杼、心俞，主胸中郁郁。

本神、颅息，主胸胁相引，不得倾侧。

肝俞、脾俞、志室，主两胁急痛。

肾俞，主两胁引痛。

神堂，主胸腹满。

三间，主胸满，肠鸣。

阳溪、天容，主胸满，不得息。

期门、缺盆，主胸中热，息贲，胁下气上。

曲池、人迎、神道、章门、中府、临泣、天池、璇玑、府俞，主胸中满。

支沟，主胁腋急痛。

腕骨、阳谷，主胁痛，不得息。

丰隆、丘墟，主胸痛如刺。

窍阴，主胁痛咳逆。

临泣，主季胁支痛，胸痹不得息。

阳辅，主胸胁痛。

阳交，主胸满肿。

环跳、至阴，主胸胁痛无常处，腰胁相引急痛。

太白，主胸胁胀切痛（《甲乙》云：肠鸣切痛）。

然谷，主胸中寒，咳唾有血。

大钟，主胸喘息胀。

胆俞、章门，主胁痛不得卧，胸满，呕无所出。

大包，主胸胁中痛。

膻中、天井，主心痛。

华盖、紫宫、中庭、神藏、灵墟、胃俞、侠溪、步廊、商阳、上廉、三里、气户、周荣、上脘、劳宫、涌泉、阳陵泉，主胸胁柱满。

膺窗，主胸胁痈肿。

乳根，主胸下满痛。

云门、中府、隐白、期门、肺俞、魂门、大陵，主胸中痛（又云：云门，主胸中暴逆）。

鸠尾，主胸满咳逆。

巨阙、间使，主胸中澹澹（又云：间使，主胸痹，背相引）。

中脘、承满，主胁下坚痛。

梁门，主胸下积气。

太泉，主胸满嗷呼，胸膺痛。

鱼际，主痹走胸背，不得息。

关元、期门、少商，主胁下胀。

经渠、丘墟，主胸背急，胸中彭彭。

尺泽、少泽，主短气、胁痛、心烦。

少冲，主胸痛口热。

凡胸满短气，不得汗，皆针补手太阴以出汗。

心病：

支沟、太溪、然谷，主心痛如锥刺，甚者，手足寒至节，不息者死（又云：然谷，主心如悬，少气不足以息）。

大都、太白，主暴泄，心痛，腹胀，心痛尤甚。

临泣，主胸痹心痛，不得反侧（《甲乙》云：不得息，痛无常处）。

行间，主心痛，色苍苍然，如死灰状，终日不得太息。

通谷、巨阙、太仓、心俞、膻中、神府，主心痛。

通里，主卒痛，烦心，心中懊恼，数欠频伸，心下悸，悲恐。

期门、长强、天突、侠白、中冲，主心痛，短气。

尺泽，主心痛，彭彭然，心烦闷乱，少气，不足以息。

肾俞、复溜、大陵、云门，主心痛如悬。

章门，主心痛而呕。

建里，主心痛上抢心，不欲食。

少冲，主心痛而寒。

太泉，主心痛肺胀，胃气上逆。

鸠尾，主心寒胀满，不得食息，贲唾血厥，心痛善哕，心疝太息。

上脘，主心痛，有三虫，多涎，不得反侧。

中脘，主心痛难以俯仰（《甲乙》云：身寒心疝，冲冒，死不知人）。

不容、期门，主心切痛，喜噫酸。

肓门，主心下大坚。

灵道，主心痛悲恐，相引瘈疭。

间使，主心悬如饥。

郄门、曲泽、大陵，主心痛。

商丘，主心下有寒痛，又主脾虚，令人病不乐，好太息。

凡卒心痛汗出，刺大敦，出血立已。

凡心实者，则心中暴痛，虚则心烦，惕然不能动，失智，内关主之。

腹病：

复溜、中封、肾俞、承筋、阴包、承山、大敦，主小腹痛（又云：复溜，主腹厥痛）。

石门、商丘，主小腹坚痛，下引阴中。

气海，主小腹疝气游行五脏，腹中切痛。

关元、委中、照海、太溪，主小腹热而偏痛。

膈俞、阴谷，主腹胀，胃脘暴痛，及腹积聚，肌肉痛。

高曲，主腹中积聚，时切痛（一名商曲）。

四满，主腹僻切痛。

天枢，主腹中尽痛。

外陵，主腹中尽疼。

昆仑，主腹痛喘，暴满。

气冲，主身热腹痛。

腹结，主绕脐痛，抢心。

冲门，主寒气满，腹中积，痛疼淫泺。

间使，主寒中少气。

隐白，主腹中寒，冷气胀喘。

鸠尾，主腹皮痛，搔痒。

中极，主腹中热痛。

水分、石门，主小腹中拘急痛。

巨阙、上脘、石门、阴跷，主腹中满，暴痛汗出。

行间，主腹痛而热，上柱心，心下满。

太溪，主腹中相引痛。

涌泉，主风入腹中，小腹痛。

丰隆，主胸痛如刺，腹若刀切痛。

胀满病：

中极，主小腹积聚，坚如石，小腹满（又云：中极，主寒中腹胀）。

通谷，主结积留饮，癖囊，胸满，饮食不消。

膀胱俞，主坚结积聚。

上脘，主心下坚，积聚冷胀。

胃脘、三焦俞，主小腹积聚，坚大如盘，胃胀，食饮不消。

三里、章门、京门、厉兑、内庭、阴谷、络却、昆仑、商丘、阴谷、曲泉、阴陵泉，主腹胀满不得息（又云：阴陵泉，主腹中胀，不嗜食，胁下满，腹中盛水，胀逆不得卧。又云：商丘，主腹中满，向向然不便，心下有寒痛）。

隐白，主腹胀逆息（又云：隐白，主腹满喜呕）。

尺泽，主腹胀，喘，振，栗。

解溪，主腹大下重（又云：解溪，主厥气上柱，腹大）。

大钟，主腹满便难。

肝俞、胞肓，主小腹满。

水道，主小腹胀满，痛引阴中。

日月、大横，主小腹热，欲走，太息。

委中，主小腹坚肿。

关元，主寒气入腹。

悬枢，主腹中积上下行。

悬钟，主腹满。

脾俞、大肠俞，主腹中气胀，引脊痛，食饮多而身羸瘦，名曰食晦。先取脾俞，后取季肋。

阴市，主腹中满，痿厥少气。

丘墟，主大疝，腹坚。

京门，主寒热腹胀。

高曲，主腹中积聚。

肓俞，主大腹寒疝（《甲乙》云：大腹寒中）。

天枢，主腹胀肠鸣，气上冲胸。

气冲，主腹中大热不安，腹有大气，暴胀，满癃，淫泺。

太冲，主羸瘦恐惧，气不足，腹中悒悒。

期门，主腹大坚，不得息，胀痹满，小腹尤大。

太阴郄，主腹满积聚。

太溪，主腹中胀肿。

冲门，主寒气腹满，腹中积聚，疼痛。

巨阙、上脘，主腹胀，五脏胀，心腹满。

中脘，主腹胀不通，痉，大便坚，忧思损伤，气积聚，腹中甚痛，作脓肿，往来上下。

阴交，主五脏游气。

三里、行间、曲泉，主腹䐜满。

陷谷，主腹大满，喜噫。

冲阳，主腹大不嗜食。

五里，主心下胀满而痛，上气。

太白、公孙，主腹胀，食不化，鼓胀，腹中气大满。

漏谷，主肠鸣，强欠，心悲，气逆，腹䐜满急。

蠡沟，主数噫恐悸，气不足，腹中悒悒。

凡腹中热，喜渴涎出，是蛔也。以手聚而按之，坚持勿令得移，以大针刺中脘，久持之中不动，乃出针。

凡腹满痛不得息，正仰卧，屈一膝，伸一脚，并气冲针入三寸，气至泻之。

阴都，主心满，气逆，肠鸣。

陷谷、温溜、漏谷、复溜、阳纲，主肠鸣而痛。

上廉，主肠鸣相追逐。

胃俞，主腹满而鸣。

章门，主肠鸣，盈盈然。

膺窗，主肠鸣，泄注。

太白、公孙，主肠鸣。

脐中，主肠中常鸣，上冲心。

阴交，主肠鸣濯濯，如有水声。

大小便病：

丰隆，主大小便涩难。

营冲四穴，主大小便不利。

长强、小肠俞，主大小便难，淋癃。

水道，主三焦约，大小便不通。

秩边、胞肓，主癃闭，下重，大小便难。

会阴，主阴中诸病，前后相引痛，不得大小便（又云：主小便难，窍中热）。

大肠俞、八髎，主大小便利。

阳纲，主大便不节，小便赤黄，肠鸣泄注。

屈骨端，主小便不利，大便泄数，并灸天枢。

劳宫，主大便血不止，尿赤。

太溪，主尿黄，大便难。

中髎、石门、承山、太冲、中脘、大钟、太溪、承筋，主大便难（又云：太冲，主淋不得尿，阴上痛。又云：中脘，主小肠有热，尿黄）。

大钟，主大便难。

昆仑，主不得大便。

肓俞，主大便干，腹中切痛。

石关，主大便闭，寒气结，心坚满。

中注、浮郄，主小腹热，大便坚。

上廉、下廉，主小便难，黄。

少府、三里，主小便不利，癃。

肾俞，主小便难，赤浊，骨寒热。

横骨、大巨、期门，主小腹满，小便难，阴下纵。

大敦、箕门、委中、委阳，主阴跳遗溺，小便难。

中极、蠡沟、漏谷、承扶、至阴，主小便不利，失精（又云：承扶，主尻中肿，大便直出，阴胞有寒，小便不利）。

阴陵泉，主心下满，寒中，小便不利。

关元，主胞闭塞，小便不通，劳热石淋（又云：主石淋，脐下三十六疾，不得小便，并灸足太阳。又云：主伤中，尿血）。

列缺，主小便热痛。

京门、照海，主尿黄，水道不通（又云：京门，主溢饮，水道不通，溺黄）。

阴交、石门、委阳，主小腹坚痛引阴中，不得小便。

大陵，主目赤，小便如血。

承浆，主小便赤黄，或时不禁。

完骨、小肠俞、白环俞、膀胱俞，主小便赤黄。

前谷、委中，主尿赤难。

阴谷，主尿难，阴痿不用。

中封、行间，主振寒，溲白，尿难而痛（又云：行间，主癃闭，茎中痛）。

凡尿青、黄、赤、白、黑，青取井，黄取输，赤取荥，白取经，黑取合。

关元、涌泉，主胞转气淋，又主小便数。

阴陵泉、关元，主寒热不节，肾病，不可以俯仰，气癃，尿黄。

气冲，主腹中满热，淋闭，不得尿。

曲泉，主癃闭，阴痿。

交信，主气淋。

然谷，主癃疝。

复溜，主淋（又云主血淋）。

悬钟，主五淋。

大敦、气门，主五淋不得尿。

通里，主遗溺。

曲骨，主小腹胀，血癃，小便难。

关门、中府、神门，主遗尿（《甲乙》中府作委中）。

阴陵泉、阳陵泉，主失禁，遗尿，不自知。

泄痢病：

京门、然谷、阴陵泉，主洞泄不化。

交信，主泄痢赤白，漏血。

丹田，主泄痢不禁，小腹绞痛。

复溜，主肠澼便脓血，泄痢后重，腹痛如痉状。

脾俞，主泄痢不食，食不生肌肤。

小肠俞，主泄痢脓血五色，重下肿痛。

关元、太溪，主泄痢不止。

京门、昆仑，主洞泄，体痛。

天枢，主冬月重感于寒，则泄，当脐痛，肠胃间游气，切痛。

腹哀，主便脓血，寒中，食不化，腹中痛。

尺泽，主呕泄上下出，两胁下痛。

束骨，主肠澼泄。

长强，主头重，洞泄。

太白，主腹胀，食不化，喜呕，泄有脓血。

地机，主溏瘕，腹中痛，脏痹。

阴陵泉、隐白，主胸中热，暴泄。

太冲、曲泉，主溏泄，痢注下血。

肾俞、章门，主寒中，洞泄不化。

会阳，主腹中有寒，泄注，肠澼，便血。

三焦俞、小肠俞、下髎、意舍、章门，主肠鸣，胪胀，欲泄注。

中髎，主腹胀，飧泄。

大肠俞，主肠鸣，腹膜肿，暴泄。

消渴病：

承浆、意舍、关冲、然谷，主消渴嗜饮（又云：意舍，主消渴身热，面目黄）。

劳宫，主苦渴食不下。

曲池，主寒热渴。

隐白，主饮渴。

行间、太冲，主嗌干，善渴。

商丘，主烦中渴。

水肿病：

公孙，主头面肿。

水沟，主水肿，人中满。

胃仓，主水肿，胕胀，食饮不下，恶寒。

章门，主身润，石水身肿。

屋翳，主身肿，皮痛，不可近衣。

中府、间使、合谷，主面腹肿。

阴交、石门，主水胀，水气行皮中，小腹皮敦敦然，小便黄，气满。

关元，主小腹满，石水。

四满、然谷，主大腹石水。

关门，主身肿身重。

天枢、丰隆、厉兑、陷谷、冲阳，主面浮肿（又云：丰隆，主四肢肿，身湿）。

天府，主身胀逆息，不得卧，风汗身肿，喘息多唾。

气冲，主大气石水。

解溪，主风水，面胕肿，颜黑。

上廉，主风水，膝肿。

三里，主水腹胀，皮肿。

陷谷、列缺，主面目痈肿（又云：列缺，主汗出，四肢肿）。

临泣，主腋下肿，胸中满。

大敦，主大腹肿胀，脐腹悒悒。

天牖，主乳肿，缺盆中肿。

昆仑，主腰尻肿，腨跟肿。

丘墟、阳跷，主腋下肿，寒热，颈肿。

曲泉，主腹肿。

复溜、丰隆，主风逆，四肢肿。

阴谷，主寒热，腹偏肿。

完骨、巨髎，主头面气胕肿。

阳陵泉，主头面肿。

凡头目痈肿，留饮，胸胁支满，刺陷谷出血立已。

不能食病：

丰隆，主不能食。

石门，主不欲食，谷入不化。

天枢、厉兑、内庭，主食不化，不嗜食，挟脐急。

维道，主三焦有水气，不能食。

中封，主身黄，有微热，不嗜食。

然谷、内庭、脾俞，主不嗜食。

胃俞、肾俞，主胃中寒胀，食多身羸瘦（又云：胃俞，主呕吐、筋挛，食不下，不能食）。

大肠俞、周荣，主食不下，喜饮。

阳纲、期门、少商、劳宫，主饮食不下。

章门，主食饮不化，入腹还出，热中，不嗜食，苦吞，而闻食臭伤饱，身黄酸疼，赢瘦。

中庭、中府，主膈寒，食不下，呕吐还出。

食窦，主膈中雷鸣，察察隐隐，常有水声。

巨阙，主膈中不利。

中极，主饥不能食。

上脘、中脘，主寒中伤饱，食饮不化。

凡食饮不化，入腹还出，先取下脘，后取三里泻之。

凡不嗜食，刺然谷多见血，使人立饥。

呕吐病：

商丘、幽门、通谷，主喜呕（又云：商丘，主脾虚，令人病寒，不乐，好太息，多寒热，喜呕）。

俞府、灵墟、神藏、巨阙，主呕吐胸满。

率谷，主烦满，呕吐。

天容，主咳逆，呕沫。

胃俞、肾俞，主呕吐。

曲泽，主逆气、呕涩。

中庭、中府，主呕逆，吐食，下还出。

石门，主呕吐。

阳陵泉，主呕宿汁，心下澹澹。

维道，主呕逆不止。

少商、劳宫，主呕吐。

绝骨，主病热欲呕。

大钟、太溪，主烦心满，呕。

魂门、阳关，主呕吐不住，多涎。

隐白，主膈中呕吐，不欲食。

膈俞，主吐食。又灸章门、胃脘。

巨阙、胸堂，主吐食。

大敦，主哕噫。又灸石关。

内庭，主喜频伸数欠，恶闻人音。

吐血病：

上脘、不容、大陵，主呕血。

胸堂、脾俞、手心主、间使、胃脘、天枢、肝俞、鱼际、劳宫、肩俞、太溪，主唾血，吐血。

郄门，主衄血，吐血。

委中、隐白，主衄血剧不止。

太泉、神门，主唾血，振寒，呕血上气。

手少阴郄，主吐血。

行间，主短气呕血，胸背痛。

太冲，主面唇色白，时时呕血，女子漏血。

涌泉，主衄血不止。

然谷，主咳唾有血。

凡内损唾血不足，外无膏泽，地五会主之，刺入三分，特忌灸。凡唾血，泻鱼际，补尺泽。

咳逆上气：

天容、廉泉、魄户、气舍、谚谚、扶突，主咳逆上气，喘息呕沫，齿噤（《甲乙》云：阳气大逆，上满于胸中，愤䐜肩息，大气逆上，喘喝，坐伏不得息，取之天容；上气胸痛，取之廉泉；咳逆上气，魄户及气舍，谚谚主之；咽喉鸣喝，喘息，扶突主之；唾沫，天容主之）。

头维，主喘逆，烦满，呕沫，流汗。

缺盆、心俞、肝俞、巨阙、鸠尾，主咳唾血（又云：鸠尾，主噫喘，胸满、咳呕）。

缺盆、膻中、巨阙，主咳嗽。

期门，右手屈臂中横纹外骨上，主咳逆上气（又云：期门，主喘逆，卧不安席，咳，胁下积聚）。

天府，主上气，喘不得息。

然谷、天泉、陷谷、胸堂、章门、曲泉、天突、云门、肺俞、临泣、肩井、风门、行间，主咳逆。

维道，主咳逆不止。

扶突，主咳逆上气，咽中鸣喘。

魄户、中府，主肺寒热，呼吸不得卧，咳逆上气，呕沫，喘气相追逐。

大包，主大气不得息。

肺俞、肾俞，主喘咳、少气，百病。

彧中、石门，主咳逆上气，涎出多唾。

天池，主上气、喉鸣。

天突、华盖，主咳逆，上气，喘暴。

紫宫、玉堂、太溪，主咳逆，上气，心烦。

膻中、华盖，主短气不得息，不能言。

俞府、神藏，主咳逆，上气，喘不得息。

彧中、云门，主咳逆，上气，涎出多唾，呼吸喘悸，坐不安席。

步廊、安都，主膈上不通，呼吸少气，喘息。

气户、云门、天府、神门，主喘逆上气，呼吸肩息，不知食味。

侠白，主咳，干呕，烦满。

库房、中府、周荣、尺泽，主咳逆上气，呼吸多唾，浊沫脓血（又云：中府，主肺，系急咳辄胸痛）。

少海，主气逆，呼吸噫哕，呕。

经渠、行间，主喜咳（又云：经渠，主咳逆上气，喘，掌中热）。

大陵、少商，主咳逆，喘（又云：大陵，主咳逆，寒热发）。

劳宫，主气逆，噫不止。

太泉，主咳逆，胸满，喘不得息。

三里，主咳嗽，多唾。

支沟，主咳，面赤而热。

肩俞，主上气。

前谷，主咳而胸满。

咳喘，曲泽出血立已。又主卒咳逆，逆气。

咳唾，噫善咳，气无所出，先取三里，后取太白、章门。

奔豚气：

章门、石门、阴交，主奔豚上气（《甲乙》云：奔豚，腹肿，章门主之。奔豚气上，腹膜痛，茎肿，先引腰，后引小腹，腰髋少腹坚痛，下引阴中，不得小便，两丸骞，石门主之。奔豚气上，腹膜坚，痛引阴中，不得小便，两丸骞，阴交主之）。

关元，主奔豚，寒气入小腹。

期门，主奔豚上下。

归来，主奔豚，卵上入，引茎痛。

中极，主奔豚上抢心，甚则不得息。

天枢，主奔豚、胀疝（《甲乙》云：气疝，哕呕，面肿，奔豚）。

然谷，主胸中寒，脉代，时不至寸口，小腹胀，上抢心。

四肢第十一

手病：

液门，主手臂痛。

巨阙，主手清。

肩贞，主手髊小不举。

阴交，主手脚拘挛。

少商，主手不仁。

列缺，主手臂身热。

大陵，主手挛不伸（又云：主手掣，小偏）。

内关，主手中风热。

间使，主手痛。

曲泽，主手青，逆气。

中冲、劳宫、少冲、太泉、经渠、列缺，主手掌热，肘中痛。

前腋，主臂里挛急，手不上举。

尺泽，主掣痛，手不可伸。

神门、少海，主手臂挛。

养老，主手不得上下。

内庭，主四厥，手足闷。

腕骨、中渚，主五指掣，不可屈伸。

曲池，主手不可举重，腕急，肘中痛，难屈伸（又云：主手不能举）。

阳溪，主臂腕外侧痛不举。

心俞、肝俞，主筋急，手相引。

臂肘病：

尺泽、关冲、外关、窍阴，主臂不及头。

前谷、后溪、阳溪，主臂重痛肘挛。

臑会、支沟、曲池、腕骨、肘髎，主肘节痹，臂酸重，腋急痛，肘难屈伸。

中膂俞、譩譆，主腋挛。

腕骨、前谷、曲池、阳谷，主臂腕急，腕外侧痛，脱如拔。

天井、外关、曲池，主臂痿，不仁。

太泉、经渠，主臂内廉痛。

巨骨、前谷，主臂不举。

肩髎、天宗、阳谷，主臂痛。

曲池、关冲、三里、中渚、阳谷、尺泽，主肘痛时寒（又云：关冲，主肘疼，不能自带衣）。

鱼际、灵道，主肘挛，柱满。

大陵，主肘挛，腋肿。

间使，主肘内廉痛。

地五会、阳辅、申脉、委阳、天池、临泣，主腋下肿。

肩背病：

气舍，主肩肿不得顾。

曲池、天髎，主肩重痛不举。

天井，主肩痛痿痹不仁，肩不可屈伸，肩肉髃木。

肩贞、关冲、肩髃，主肩中热，头不可以顾。

巨骨，主肩中痛，不能动摇。

支沟、关冲，主肩臂酸重。

清冷泉、阳谷，主肩不举，不得带衣。

天宗，主肩重臂痛。

肩外俞，主肩胛痛而寒至肘。

曲垣，主肩胛周痹。

后溪，主肩臑痛。

腕骨，主肩臂疼。

养老、天柱，主肩痛，欲折。

涌泉，主肩背颈项痛。

前腋，主肩腋前痛与胸相引。

天牖、缺盆、神道、大杼、天突、水道、巨骨，主肩背痛。

膈俞、譩譆、京门、尺泽，主肩背寒痉，肩胛内廉痛。

列缺，主肩背寒栗，少气不足以息，寒厥交两手而瞀。

凡实则肩背热，背汗出，四肢暴肿；虚则肩寒栗，气不足以息。

腰脊病：

神道、谷中、腰俞、长强、大杼、膈关、水分、脾俞、小肠俞、膀胱俞，主腰脊急强。

腰俞、膀胱俞、长强、气冲、上髎、下髎、居髎，主腰痛。

志室、京门，主腰痛脊急。

小肠俞、中膂俞、白环俞，主腰脊疝痛。

次髎、胞肓、承筋，主腰脊痛，恶寒（又云：次髎，主腰下至足，不仁）。

三里、阴市、阳辅、蠡沟，主腰痛，不可以顾（又云：阳辅，主腰痛如锤，居中，肿痛，不可以咳，咳则筋缩急，诸节痛，上下无常，寒热）。

束骨、飞扬、承筋，主腰痛，如折。

申脉、太冲、阳跷，主腰痛，不能举。

昆仑，主脊强，背尻骨重。

合阳，主腰脊痛，引腹。

委中，主腰痛，挟脊至头，几几然，凡腰脚重痛，于此刺出血，久痼宿疹亦皆立已。

大钟，主腰脊痛。

委阳、殷门（《甲乙》云：腰痛，得俯不得仰）、太白、阴陵泉、行间，主腰痛，不可俯仰。

扶承，主腰脊、尻臀、股阴寒痛。

涌泉，主腰脊相引，如解（《甲乙》云：主腰痛，大便难）。

阴谷，主脊内廉痛。

附分，主背痛引头。

膈关、秩边、京骨，主背恶寒痛脊强，难以俯仰。

京门（《甲乙》云：腰痛不可以久立）、石关，主脊痉反折。

脚病：

昆仑，主脚如结，踝如别。

阴陵泉，主足痹痛。

京骨、承山、承筋、商丘，主脚挛（又云：承山、承筋，主脚胫酸，脚急跟痛，脚筋急痛，兢兢）。

浮白，主足缓不收。

天柱、行间，主足不任身（又云：行间，主厥，足下热）。

然谷，主足不能安，胫酸不能久立。

中都，主足下热，胫寒不能久立，湿痹不能行。

冲阳、三里、仆参、飞扬、复溜、完骨，主足痿失履不收（又云：仆参，主足跟中踝后痛。又云：飞扬，主腨中痛。又云：复溜，主胫寒不能自温。主脚后廉急，不可前却，足跗上痛）。

京骨、然谷、肾俞，主足痛（一本作寒）。

太溪、次髎、膀胱俞，主足清不仁（又云：太溪，主手足寒至节）。

地仓、太泉，主足痿躄，不能行。

光明，主痿躄，坐不能起。

风府、腰俞，主足不仁。

条口、三里、承山、承筋，主足下热，不能久立。

丘墟，主腕不收，坐不得起，髀枢脚痛。

阳辅、阳交、阳陵泉，主髀枢膝骨痹，不仁。

环跳、束骨、交信、阴交、阴舍，主髀枢中痛，不可举。

临泣、三阴交，主髀中痛，不得行，足外皮痛。

申脉、隐白、行间，主胫中寒热。

太冲、涌泉，主胫酸。

趺阳，主腨外廉骨痛。

至阴，主风寒从足小趾起，脉痹上下。

至阳，主胫疼，四肢重，少气难言。

厉兑、条口、三阴交，主胫寒，不得卧。

内庭、环跳，主胫痛，不可屈伸。

阳间、环跳、承筋，主胫痹，不仁。

涌泉、然谷，主五趾尽痛，足不践地。

凡髀枢中，痛不可举，以毫针寒而留之，以月生死为息数，立已。

膝病：

风市，主两膝挛痛，引胁拘急，躄躄，或青或焦，或枯或辖，如腐木。

太冲，主膝内踝前痛。

梁丘、曲泉、阳关，主筋挛，膝不得屈伸，不可以行。

犊鼻，主膝中痛，不仁（又云：主膝不仁，难跪）。

中封，主少气，身重湿，膝肿，内踝前痛。

解溪、条口、丘墟、太白，主膝股肿，胻酸转筋。

合阳，主膝股重。

上廉，主风水，膝肿。

阴市，主膝上伏兔中寒。

侠溪、阳关，主膝外廉痛。

髀关，主膝寒不仁，痿痹不得屈伸。

光明，主膝痛胫热不能行，手足偏小。

膝关，主膝内廉痛，引膑不可屈伸，连腹引喉咽痛。

凡犊鼻肿，可灸不可刺，若其上坚，勿攻，攻之即死。

四肢病：

章门，主四肢懈惰，喜怒。

列缺，主四肢厥，喜笑。

曲泉、跗阳、天池、大巨、支沟、小海、绝骨、前谷，主四肢不举。

照海，主四肢淫泺。

五里、三阳络、天井、厉兑、三间，主嗜卧，四肢不欲动摇。

复溜、丰隆、大都，主风逆，四肢肿。

风痹第十二

风病：

率谷，主醉酒风热发，两目眩痛（《甲乙》云：不能饮食，烦满呕吐）。

完骨，主风头耳后痛，烦心（《甲乙》云：主足不收，失履，口喎僻，头项摇，瘈痛，牙车急）。

天柱，主风眩。

绝骨，主风劳身重。

天府、曲池、列缺、百会，主恶风，邪气，泣出喜忘。

阳谷，主风眩惊，手卷泄风，汗出，腰项急（《甲乙》云：手卷，作手腕痛）。

阴跷，主风暴不知人，偏枯不能行。

解溪，主风从头至足，面目赤。

侠溪，主胸中寒如风状，头眩，两颊痛。

昆仑，主狂易大风。

临泣，主大风目痛（《甲乙》云：目外眦痛）。

跗阳，主痿厥，风头重痛。

涌泉，主风入腹中。

巨阙、照海，主瘈疭引脐腹，短气（又云：照海，主大风，默默不知所痛，视如见星）。

内关，主手中风热。

间使，主头身风热。

商阳，主耳中风生。

关冲，主面黑渴风。

天井、神道、心俞，主悲愁恍惚，悲伤不乐（又云：天井，主大风，默默不知所痛，悲伤不乐）。

命门，主瘈疭里急，腰腹相引。

后溪，主风身寒。

液门，主风寒热。

上关，主瘈疭沫出寒热，痓引骨痛。

中膂俞、长强、肾俞，主寒热痓反折。

脾俞、膀胱俞，主热痓引骨痛。

肝俞，主筋寒热痓，筋急手相引。

通里，主不能言。

鱼际，主痓上气失，暗不能言。

湿痹：

曲池、列缺，主身湿摇，时时寒。

风市，主缓纵痿痹，腨肠疼冷不仁。

中渎，主寒气在分肉间，痛苦痹不仁。

阳关，主膝外廉痛，不可屈伸，胫痹不仁。

悬钟，主湿痹流肿，脾筋急瘦，胫痛。

丰隆，主身热。

曲泉，主卒痹病，引膑下节。

阳陵泉，主髀痹，引膝股外，廉痛不仁，筋急。

绝骨，主髀枢痛，膝胫骨摇，酸痹不仁，筋缩，诸节酸折。

漏谷，主久湿痹，不能行。

商丘，主骨痹烦满。

中封，主痿厥，身体不仁，少气，身湿重。

临泣，主身痹，洗淅振寒。

凡身体不仁，先取京骨，后取中封、绝骨，皆泻之。

癫痫：

偏历、神庭、攒竹、本神、听宫、上星、百会、听会、筑宾、阳溪、后顶、强间、脑户、络却、玉枕，主癫疾，呕逆（又云：偏历，主癫疾，多言，耳鸣，口僻）。

攒竹、小海、后顶、强间，主痫发瘛疭，狂走不得卧，心中烦。

金门、仆参，主癫疾，马痫。

兑端、龈交、承浆、大迎、丝竹空、囟会、天柱、商丘，主癫疾呕沫，寒热痉互引（又云：承浆、大迎，主寒热悽厥，鼓颔癫痉，口噤。又云：天柱，主卒暴痫眩。商丘，主痫瘛）。

上关，主瘛疭沫出，寒热痉。

丝竹空、通谷，主风痫癫疾，涎沫，狂烦满（又云：通谷，主心中愦愦数欠，癫，心下悸，咽中澹澹，恐）。

解溪、阳跷，主癫疾。

脑户、听会、风府、听宫、翳风，主骨酸，眩狂，瘛疭口噤，喉鸣沫出，暗不能言。

臑会、申脉，主癫疾，膝气。

五处、身柱、委中、委阳、昆仑，主脊强反折，瘛疭癫疾头痛（又云：身柱，主癫疾瘛疭，怒欲杀人，身热强走，谵言见鬼。昆仑，主痫瘛，口闭不得开）。

尺泽、然谷，主癫疾，手臂不得上头。

列缺，主热痫惊而有所见。

曲池、少泽，主瘛疭癫疾。

飞扬、太乙、滑肉门，主癫疾狂吐舌。

长强，主癫疾发如狂，面皮敦敦者，不治。

温溜、仆参，主癫疾，吐舌，鼓颔，狂言见鬼。

筋缩、曲骨、阴谷、行间，主惊痫，狂走痫疾。

间使，主善悲惊狂，面赤目黄，暗不能言。

阳溪、天井，主惊瘛。

完骨，主癫疾，僵仆狂疟。

天井、小海，主癫疾，羊痫，吐舌，羊鸣，戾颈。

悬厘、束骨，主癫疾，互引，善惊，羊鸣。

天冲，主头痛，癫疾互引，数惊悸。

风池、听会、复溜，主寒热癫仆。

风府、昆仑、束骨，主狂易，多言不休。

脑空、束骨，主癫疾，大瘦头痛。

风府、肺俞，主狂走，欲自杀。

络却、听会、身柱，主狂走，瘛疭，恍惚不乐。

天柱、临泣，主狂易，多言不休，目上反。

支正、鱼际、合谷、少海、曲池、腕骨，主狂言，惊恐。

温溜、液门、京骨，主狂仆（又云：液门，主喜惊，妄言，面赤）。

神门、阳谷，主笑若狂（又云：神门，主数噫，恐悸不足）。

阳溪、阳谷，主吐舌，戾颈，妄言。

巨阙、筑宾，主狂易，妄言、怒骂（又云：巨阙，主惊悸，少气）。

冲阳、丰隆，主狂妄行，登高而歌，弃衣而走。

下廉、丘墟，主狂言非常。

阴跷，主卧惊，视如见鬼。

劳宫、大陵，主风热善怒，心中悲喜，思慕歔欷，喜笑不止。

曲泽、大陵，主心下澹澹，喜惊（《甲乙》云：作内关）。

阴交、气海、大巨，主惊不得外（又云：大巨，主善惊）。

大钟、郄门，主惊恐畏人，神气不足。

然谷、阳陵泉，主心中怵惕，恐，如人将捕之。

解溪，主瘈疭而惊。

少冲，主太息，烦满，少气悲惊。

少府，主数噫，恐悸，气不足。

行间，主心痛数惊，心悲不乐。

三间、合谷、厉兑，主吐舌，戾颈喜惊（又云：厉兑，主多卧，好惊）。

通里，主心下悸。

手少阴、阴郄，主气惊，心痛。

后溪，主泣出而惊。

腕骨，主烦满，惊。

卒尸厥：

隐白、大敦，主卒尸厥，不知人，脉动如故。

中极、仆参，主恍惚，尸厥，烦痛。

金门，主尸厥，暴死。

内庭，主四厥，手足闷者，久持之；厥热、脑痛、腹胀、皮痛者，使人久持之。

邪客于手足少阴、太阴，足阳明之络。此五络者，皆会于耳中，上络左角。五络俱竭，令人身脉动如故，其形无所知，其状若尸，刺足大趾内侧爪甲上，去端如韭叶，后刺足心，后取足中趾爪甲上各一痏，后取手大指之内去爪甲如韭叶，后刺手心主、少阴兑骨之端，各一痏立已。不已，以筒吹其两耳立已。不已，拔其左角发，方寸燔治，饮以醇酒一杯，不能饮者，灌之，立已。

卒中恶：

百会、玉枕，主卒起僵仆，恶见风寒。

通天、络却，主暂起僵仆。

大杼，主僵仆，不能久立，烦满里急，身不安席。

飞尸遁注：

天府，主卒中恶风邪气，飞尸恶注，鬼语遁尸。

丰隆，主厥逆，足卒青，痛如刺，腹若刀切之状。大便难，烦，心狂见鬼，好笑，面四肢卒肿。

旁廷，在腋下四肋间，高下正与乳相当，乳后二寸陷中，俗名注市，举掖取之，刺入五分，灸五十壮，主卒中恶，飞尸遁注，胸胁满。

九曲、中府，在旁廷注市下三寸，刺入五分，灸三十壮，主恶风邪气，遁尸，内有瘀血。

热病第十三

热病：

鱼际、阳谷，主热病，振栗，鼓颔，腹满，阴痿，色不变。

经渠、阳池、合谷、支沟、前谷、内庭、后溪、腕骨、阳谷、厉兑、冲阳、解溪，主热病汗不出。

孔最，主臂厥热痛，汗不出，皆灸刺之，此穴可以出汗。

列缺、曲池，主热病烦心，心闷，先手臂身热，瘛疭，唇口聚，鼻张，目下汗出如珠（《甲乙》云：两乳下二寸坚，胁下满，心悸）。

中冲、劳宫、大陵、间使、关冲、少冲、阳溪、天髎，主热病烦心，心闷而汗不出，掌中热，心痛，身热如火，浸淫烦满，舌本痛（又云：间使，主热病烦心、喜哕，胸中澹澹，喜动而热）。

劳宫，主热病，三日以往不得汗，怵惕（《甲乙》云：劳宫，主热病烦满而欲呕哕，三日以往不得汗，怵惕，胸胁不可反侧，咳满溺赤，小便血，衄不止，呕吐血，气逆，噫不止，嗌中痛，食不下，喜渴，舌中烂，掌中热，欲呕）。

三间，主气热身热喘（《甲乙》云：寒热口干，身热喘息，目急痛，善惊）。

曲泽，主伤寒、温病，身热烦心口干（《甲乙》云：心澹然善惊，身热烦心，口干手清，逆气呕唾，肘瘛善摇，头颜清，汗出不过眉。伤寒温病，曲泽主之）。

曲池，主伤寒，余热不尽。

液门、中渚、通理，主热病先不乐，头痛，面热无汗（又云：通理，主热病先不乐，数日）。

承浆，主汗出，衄血不止。

温溜，主伤寒，寒热头痛，哕衄，肩不举。

上脘、曲差、上星、陶道、天柱、上髎、悬厘、风池、命门、膀胱俞，主烦满，汗不出。

飞扬，主下部寒热，汗不出，体重。

五处、攒竹、正营、上脘、缺盆、中府，主汗出，寒热。

巨阙，主烦心，喜呕（《甲乙》云：心腹胀，噫，烦热，善呕，膈中不通利）。

百会，主汗出而呕，痓。

商丘，主寒热，好呕。

悬颅，主热病，头痛身热。

少泽，主振寒，小指不用，头痛。

玉枕、大杼、肝俞、心俞、膈俞、陶道，主汗不出，悽厥恶寒。

大椎，主伤寒热盛，烦呕。

悬厘、鸠尾，主热病，偏头痛，引目外眦。

膈俞、中府，主寒热，皮肉骨痛，少气，不得卧，支满（又云：膈俞，主嗜卧，怠惰，不欲动摇，身当湿，不能食）。

列缺，主寒热，掌中热。

神道、关元，主身热头痛，进退往来。

曲泉，主身热头痛，汗不出。

三焦俞，主头痛，食不下。

鱼际，主头痛，不甚汗出。

天井，主振寒，颈项痛。

肾俞，主头身热赤，振栗，腰中四肢淫泺，欲呕。

肩井、关冲，主寒热，悽索，气上，不得卧。

尺泽，主气隔喜呕，鼓颔，不得汗，烦心，身痛。

肩贞，主寒热，项历适（《甲乙》云：耳鸣无闻，引缺盆，肩中热痛，麻木不举）。

委中，主热病，挟脊痛。

冲阳，主振寒而欠。

大都，主热病，汗出且厥，足清（《外台》云：汗不出，厥手足清）。

太白，主热病，先头重，颜痛，烦闷，心身热。热争，则腰痛，不可以俯仰。又热病满闷不得卧，身重骨痛不相知。

支正、少海，主热病，先腰胫酸，喜渴，数饮食，身热，项痛而强，振寒，寒热（《甲乙》云：主振寒，寒热，颈项肿，实则肘挛，头眩痛。虚则生疣，小者痂疥）。

后溪，主身热恶寒。

光明，主腹足清寒，热汗不出。

复溜，主寒热，无所安，汗出不止，风逆，四肢肿。

凡热病，烦心，足寒清，多汗，先取然谷，后取太溪，大指间动脉，皆先补之。

热病，先腰胫酸，喜渴数饮，身清，清则项痛，而寒且酸，足热，不欲言，头痛，颠颠然，先取涌泉及太阳、井、荣。热中少气，厥寒，灸之热去，灸涌泉三壮。烦心，不嗜食，灸涌泉。热去四逆，喘气偏风，身汗出而清，皆取侠溪。

凡热病，刺陷谷，足先寒，寒上至膝，乃出针。身痹，先渐振寒，季胁支满痛。

凡温病，身热五日以上，汗不出，刺太泉，留针一时，取针。若未满五日者，禁不可刺。

凡好太息，不嗜食，多寒热，汗出，病至则喜呕，呕已乃衰，即取公孙及井、输。实则肠中切痛，厥，头面肿起，烦心，狂，多饮，不嗜卧；虚则鼓胀，腹中气大满，热痛，不嗜食，霍乱，公孙主之。

黄疸：

然谷，主黄疸，一足寒一足热，喜渴（《甲乙》云：舌纵烦满）。

章门，主伤饱，身黄。

太冲，主黄疸，热中喜渴。

中封、五里，主身黄，时有微热（《甲乙》云：主不嗜食，膝内廉、内踝前痛，少气，身体重）。

脊中，主黄疸，腹满，不能食。

中脘、大陵，主目黄，振寒。

劳宫，主黄疸，目黄。

太溪，主黄疸（《甲乙》云：消瘅善喘，气走喉咽，而不能言，手足清，大便难，嗌中肿痛，唾血，口中热，唾如胶）。

脾俞、胃俞，主黄疸（又云：脾俞，主黄疸，喜欠，不下食，胁下满，欲吐，身重，不欲动）。

霍乱：

巨阙、关冲、支沟、公孙、阴陵泉，主霍乱。

期门，主霍乱，泄注。

鱼际，主胃逆，霍乱。

太阴、大都、金门、仆参，主厥逆，霍乱。

太白，主霍乱，逆气。

解溪，主膝重脚转筋，湿痹。

三里，主霍乱，遗屎失气。

承筋，主瘈疭，脚酸（《甲乙》云：主霍乱胫不仁）。

太泉，主眼青转筋，乍寒乍热，缺盆中，相引痛。

金门、仆参、承山、承筋，主转筋，霍乱。

丘墟，主脚急肿痛，战掉不能久立，附筋足挛。

窍阴，主四肢转筋。

委中、委阳，主筋急，身热。

人迎，主凡霍乱头痛胸满，呼吸喘鸣，穷窘不得息。

凡霍乱泄出，不自知，先取太溪，后取太仓之原。

疟病：

列缺、后溪、少泽、前谷，主疟，寒热（又云：列缺，主疟，甚热）。

阳谷，主疟，胁痛不得息。

大钟，主多寒少热。

太溪，主热多寒少（《甲乙》云：太溪主疟闷呕甚，热多寒少，欲闭户而处，寒厥足热）。

丘墟，主疟振寒（《甲乙》云：丘墟，主腋下肿）。

中封，主色苍苍然，太息，振寒。

昆仑，主疟多汗（《甲乙》云：主腰痛不能俯仰，目如脱，项如拔）。

临泣，主疟日西发。

然谷，主温疟，汗出。

天府，主疟病。

天枢，主疟振寒，热盛狂言。

少海，主疟，背振寒（《甲乙》云：项痛引肘腋，腰痛引小腹中，四肢不举）。

少商，主振栗鼓颔。

阳溪，主疟，甚苦寒，咳呕沫。

商丘、神庭、上星、百会、完骨、风池、神道、液门、前谷、光明、至阴、大杼，主疗疟热（又云：商丘，主寒疟，腹中痛）。

阴都、少海、商阳、三间、中渚，主身热，疟病。

太泉、太溪、经渠，主疟，咳逆，心闷，不得卧，寒热。

大陵、腕骨、阳谷、少冲，主疟，乍寒乍热。

合谷、阳池、侠溪、京骨，主疟，寒热。

偏历，主风疟，汗不出。

譩譆、支正、少海，主风疟。

天井，主疟，食时发，心痛，悲伤不乐。

三里、陷谷、侠溪、飞扬，主痎疟，少气（又云：侠溪，主疟，足痛。飞扬，主狂疟，头眩痛，痓，反折）。

温溜，主疟，面赤肿。

少泽、复溜、昆仑，主疟，寒，汗不出。

厉兑、内庭，主疟，不嗜食，恶寒。

冲阳、束骨，主疟从脚胻起（又云：冲阳，主疟先寒洗淅，甚久而热，热去汗出）。

瘿瘤第十四

瘿瘤：

天府、臑会、气舍，主瘿瘤，气咽肿（《甲乙》云：天府作天窗）。

脑户、通天、消泺、天突，主颈有大气。

通天，主瘿，灸五十壮。

胸堂，羊屎灸一百壮。

痔瘘：

飞扬，主痔，篡伤痛。

绝骨，主瘘，马刀，腋肿。

天突（原作大突）、章门、天池、支沟，主漏（又云：支沟、章门，主马刀肿瘘）。

商丘、复溜，主痔，血泄后重（又云：商丘，主痔，骨蚀，喜魇梦）。

大迎、五里、臂臑，主寒热，颈瘰疬。

天突、天窗，主漏，颈痛。

劳宫，主热痔。

会阴，主痔，与阴相通者死。

侠溪、阳辅、太冲，主腋下肿，马刀瘘。

承筋、承扶、委中、阳谷，主痔痛，腋下肿。

窍阴，主痈疽，头痛如锥刺，不可以动，动则烦心。

大陵、支沟、阳谷、后溪，主痂、疥。

癫疝：

曲泉，主癫疝，阴跳痛，引脐中，不尿，阴痿（一云：痛引茎中，不得尿）。

中都，主癫疝，崩中。

中脘，主冲疝，冒死不知人。

合阳、中郄，主癫疝崩中，腹上下痛，肠澼，阴暴败痛。

照海，主四肢淫泺，身闷，阴暴起疝。

太溪，主胞中有大疝瘕，积聚，与阴相引。

商丘，主阴股内痛，气痈，狐疝走上下，引小腹痛，不可以俯仰。

关元，主癫疝（又云：主暴疝，痛）。

巨阙，主狐疝。

肩井，旁肩解与臂相接处，主偏癫。

脐中、石门、天枢、气海，主小腹疝气，游行五脏，疝绕脐，冲胸，不得息（《甲乙》云：脐疝绕脐痛，冲胸，不得息，灸脐中。脐疝绕脐痛，石门主之。脐疝绕脐，痛时止，天枢主之）。

四满，主脐下疝积（《甲乙》云：主胞中有血）。

大敦，主卒疝，暴痛，阴跳，上入腹；寒疝，阴挺出，偏大肿，脐腹中悒悒不乐，小便难而痛，灸刺之，立已。左取右，右取左（《甲乙》云：照海主之）。

太阴郄、冲门，主疝痔（一本作瘕）阴疝。

天枢，主气疝，呕。

大巨，主癫疝，偏枯。

交信，主气癃，癫疝阴急，股枢膞内廉痛。

中封，主癫疝，癃，暴痛，痿厥，身体不仁。

气冲，主癫，阴肿痛，阴痿，茎中痛，两丸骞痛，不可仰卧。

少府，主阴痛，实时挺长，寒热，阴暴痛，遗尿。偏虚则暴痒，气逆，卒疝，小便不利。

大赫、然谷，主精溢，阴上缩。

阴市，主寒疝，下至腹膝，膝腰痛，如清水，小（一作大）腹诸痛（一本作疝），按之，下至膝上伏兔中，寒疝痛，腹胀满，痿少气。

太冲、中封、地机，主癫疝，精不足（又云：太冲，主狐疝，呕，厥）。

阴病：

中极，主失精。

鱼际，主阴湿，腹中余疾。

五枢，主阴疝，两丸上下，小腹痛。

阴交、石门，主两丸骞（又云：石门，主腹满疝积）。

太冲，主两丸骞缩，腹坚，不得卧（《甲乙》云：环脐痛，阴骞两丸缩，腹坚痛，不得卧）。

会阴，主阴头寒。

行间，主茎中痛。

阴谷，主阴痿不用，小腹急，引阴内廉痛。

杂病第十五

论曰：膏肓俞无所不治，主羸瘦虚损，梦中失精，上气咳逆，狂惑忘误。取穴法：令人正坐，曲脊，伸两手，以臂着膝前，令正直，手大指与膝头齐，以物支肘，勿令臂得动摇。从胛骨上角摸索至胛骨下头，其间当有四肋三间，灸中间。依胛骨之里肋间空，去胛骨容侧指许，摩膂肉之表肋间空处，按之，自觉牵引胸户中，灸两胛中，各一处，至六百壮，多至千壮。当觉气下，砻砻然如流水状，亦当有所下出，若无停痰宿疾，则无所下也。若病人已困，不能正坐，当令侧卧，挽上臂，令前求取穴，灸之也。求穴大较，以右手从右肩上挂，指头表所不及者，是也。左手亦然，乃以前法，灸之。若不能久正坐，当伸两臂者，亦可伏衣袄上伸两臂，令人挽两胛骨，使相离，不尔，胛骨覆穴不可得也。所伏衣袄，当令大小常定，不尔，则失其穴也。此灸讫后，令人阳气康盛，当消息以自补养，取身体平复。其穴近第五椎相准望，取之（当以四椎下二分为准）。

论曰：昔秦缓不救晋侯之疾，以其在膏之上，肓之下，针药所不及，即此穴是也。时人拙，不能求得此穴，所以宿疴难遣。若能用心，方便求得灸之，无疾不愈矣。

三里：主腹中寒，胀满，肠鸣，腹痛，胸腹中瘀血，小腹胀，皮肿，阴气不足，小腹坚，热病汗不出，喜呕，口苦，壮热，身反折，口噤，鼓颌，腰痛不可以顾，顾而有所见，喜悲，上下求之，口僻乳肿，喉痹不能言，胃气不足，久泄利，食不化，胁下柱满，不能久立，膝痿寒热中，消谷，苦饥，腹热，身烦狂言，乳痈，喜噫，恶闻食臭，狂歌妄笑，恐怒大骂，霍乱，遗尿，失气，阳厥，悽悽恶寒，头眩，小便不利，喜哕。凡此等疾，皆灸刺之，多至五百壮，少至二三百壮。

涌泉：主喜喘，喉痹，身热痛，脊胁相引，忽忽喜忘，阴痹，腹胀，腰痛，大便难，肩背颈项痛，时眩，男子如蛊，女子如阻，身体腰脊如解，不欲食，喘逆，足下清，至膝，咽中痛，不可内食，喑不能言，小便不利，小腹痛，风入肠中，癫疾，挟脐痛急，胸胁柱满，痛衄不止，五疝，指端尽痛，足不践地。凡此诸疾，皆主之。

妇人病第十六

小腹坚痛，月水不通，刺带脉，入六分，灸五壮，在季肋端一寸八分（端，一作下）。

漏下，若血闭不通，逆气胀，刺血海，入五分，灸五壮，在膝膑上内廉白肉际二寸中（中，一本作半）。

漏血，小腹胀满，如阻，体寒热，腹遍肿，刺阴谷，入四分，灸三壮，在膝内辅骨后，大筋之下，小筋之上，屈膝，乃得之（《甲乙》云：漏血，小便黄，阴谷主之）。

女子疝瘕，按之，如以汤沃两股中，小腹肿，阴挺出痛，经水来下，阴中肿或痒，漉青汁如葵羹，血闭无子，不嗜食，刺曲泉，在膝内辅骨下，大筋上小筋下陷中，屈膝乃得之，刺入六分，灸三壮。

疝瘕，按之，如以汤沃股内至膝，飧泄，阴中痛，小腹痛坚，急重下湿，不嗜食，刺阴陵泉，入二分，灸三壮，在膝下内侧辅骨下陷中，伸足乃得之。

经逆，四肢淫泺，阴暴跳，疝，小腹偏痛，刺阴蹻，入三分，灸三壮，在内踝下容爪甲（即照海穴也）。

小腹大，字难，嗌干，嗜饮，挟脐疝，刺中封，入四分，灸三壮，在内踝前一寸半，伸足取之。

女子不字，阴暴出，经漏，刺然谷，入三分，灸三壮，在足内踝前起大骨下陷中。

字难，若胞衣不出，泄风，从头至足，刺昆仑，入五分，灸三壮。

在足外踝后跟骨上。

月事不利，见赤白，而有身反败，阴寒，刺行间，入六分，灸三壮，在足大趾间，动应手。

月闭溺赤，脊强，互引反折，汗不出，刺腰俞，入二（一本作三）寸，留七呼，灸三壮，在第二十一椎节下间。

绝子，疟寒热，阴挺出不禁，白沥，痉，脊反折，刺上髎，入三寸，留七呼，灸三壮，在第一空，腰髁下一寸挟脊。

赤白沥，心下积胀，腰痛不可俯仰，刺次髎，入三寸，留七呼，灸三壮，在第二空，挟脊陷中。

赤淫，时白，气癃，月事少，刺中髎，入二寸，留七呼，灸三壮。在第三空，挟脊陷中。

下苍汁不禁，赤沥，阴中痒痛，引少腹控眇，不可以俯仰。刺腰尻交者两胂上。以月生死为痏，数发，刺立已（一云下髎）。

肠鸣，泄注，刺下髎，入二寸，留七呼，灸三壮，在第四空，挟脊陷中。

赤白，里急，瘛疭，刺五枢，入一寸，灸五壮，在带脉下三寸。

拘挛，腹满，疝，月水不下，乳余疾，绝子阴痒，奔豚上腹，腹坚痛，下引阴中，不得小便，刺阴交，入八分，灸五壮，在脐下一寸。

腹满，疝积，乳余疾，绝子阴痒，奔豚上腹，小腹坚痛，下引阴中，不得小便，刺石门，入五分，在脐下二寸。忌灸，绝孕。

绝子，衃血在内不下，胞转，不得尿，小腹满，石水痛，刺关元，入二寸，灸七壮，在脐下三寸。又主引肋下胀，头痛，身背热，奔豚，寒，小便数，泄不止。

子门不端，小腹苦寒，阴痒及痛，奔豚抢心，饥不能食，腹胀，经闭不通，小便不利，乳余疾，绝子，内不足，刺中极，入二寸，留十呼，灸三壮，在脐下四寸。

赤白沃，阴中干痛，恶合阴阳，小腹膜坚，小便闭，刺屈骨，入一寸半，灸三壮，在中极下一寸。

月水不通，奔泄，气上下，引腰脊痛，刺气穴，入一寸，灸五壮，在四满下一寸。

胞中痛，恶血，月水不以时休止，腹胀，肠鸣，气上冲胸，刺天枢，入五分，灸三壮，去肓俞一寸半。

小腹胀满，痛引阴中，月水至则腰背痛，胞中瘕，子门寒，大小便不通。刺水道，入二寸半，灸五壮。在大巨下三寸。

月水不利，或暴闭塞，腹胀满癃，淫泺身热，乳难，子上抢心，若胞不出，众气尽乱，腹中绞痛，不得反息。正仰卧，屈一膝伸一膝，并气冲针上入三寸，气至，泻之。在归来下一寸，动脉应手。

产余疾，食饮不下，奔豚上下，伤食，腹满，刺期门，入四分，灸五壮，在第二肋端。

乳痛，惊痹，胫重，足跗不收，跟痛，刺下廉，入三分，灸三壮，在上廉下三寸。

月水不利，见血而有身则败，乳肿。刺临泣，入二分，灸三壮，在足小趾次趾间，去侠溪一寸半。

女子疝及小腹肿，溏泄，癃，遗尿，阴痛，面尘黑，目下眦痛，漏血。刺太冲，入三分，灸三壮，在足大趾本节后二寸中动脉。

女子疝，赤白淫下，时多时少，暴腹痛，刺蠡沟，入三分，灸三壮，在内踝上五寸。

女子无子，咳而短气，刺涌泉，入三分，灸三壮，在足心陷者中。

乳难，子上冲心，阴疝，刺冲门，入七分，灸五壮，在府舍下，上去大横五寸。

女子不下月水，痹惊，善悲不乐，如堕坠，汗不出，刺照海，入四分，灸二壮，在内踝下四分。又主女子淋，阴挺出，四肢淫泺。

血不通，刺会阴，入二寸，留七呼，灸三壮，在大便前小便后。

子脏中有恶血，内逆满痛，刺石关，入一寸，灸五壮，在阴都下一寸。

肓门，主乳余疾。

三里，主乳痈，有热。

神封、膺窗，主乳痈，寒热，短气，卧不安。

乳根，主膺肿，乳痈，悽索寒热，痛不可按。

太溪、侠溪，主乳肿，痛溃（又云：侠溪，主小腹坚痛，月水不通）。

太泉，主妒乳，膺胸痛。

大赫，主女子赤沃。

四满，主子脏中有恶血，内逆满痛，疝（又云：主胞中有血）。

中极，主拘挛腹疝，月水不下，乳余疾，绝子阴痒。

气冲，主无子，小腹痛。

支沟，主女人脊急，目赤。

筑宾，主大疝，绝子。

阴廉，主绝产，若未曾产。

涌泉、阴谷，主男子如蛊，女子如阻，身体腰脊如解，不欲食。

水泉、照海，主不字，阴暴出，淋漏，月水不来而多闷，心下痛（又云：照海，主阴挺，下血，阴中肿或痒，漉清汁若葵汁）。

小儿病第十七

本神、前顶、囟会、天枢（一本作天柱），主小儿惊痫。

临泣，主小儿惊痫反视。

颅息，主小儿痫，喘不得息。

然谷，主小儿脐风，口不得开，善惊。

申脉、长强，主小儿惊痫，瘛疭，呕吐，泄注，惊恐失精，瞻视不明，眵瞢。

悬钟，主小儿腹满，不能食饮。

譩譆，主小儿食晦，头痛。